バイオロジカル
MTM

ライトフォースによる
歯周病患者への矯正治療

著 池田雅彦 大出博司

HYORON

Graphic Guidance I

バイオロジカル MTM

Q 本ケースのような歯周炎によって前歯の歯間離開がみられ，歯の挺出が認められる場合は，どのように治療を進めていけばよいであろうか？

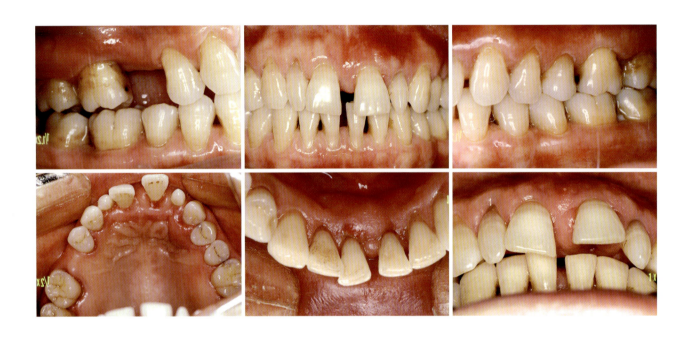

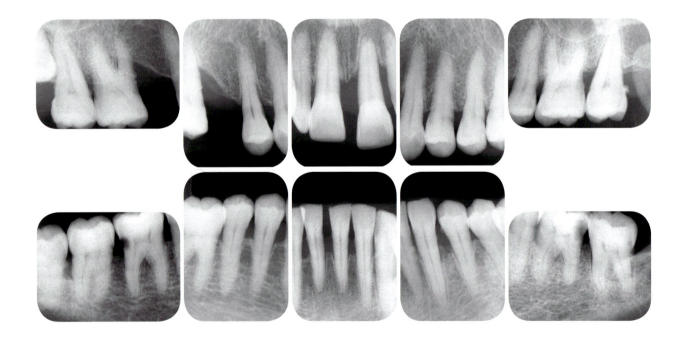

A 歯周治療は歯周基本でポケットを減少させ，前突・挺出している|1 の移動をライトフォースによるバイオロジカル MTM で行った．下顎は 1| の近心移動を行った．

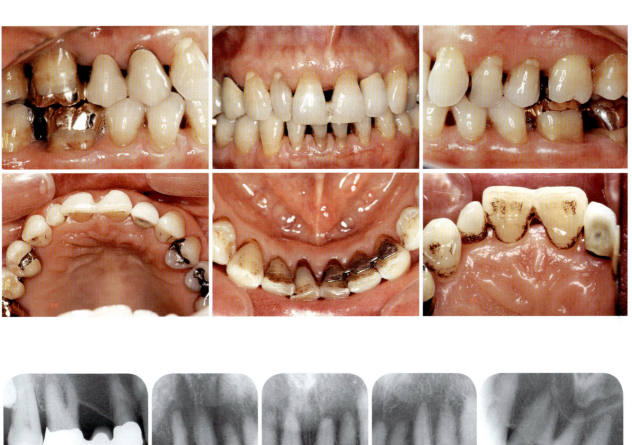

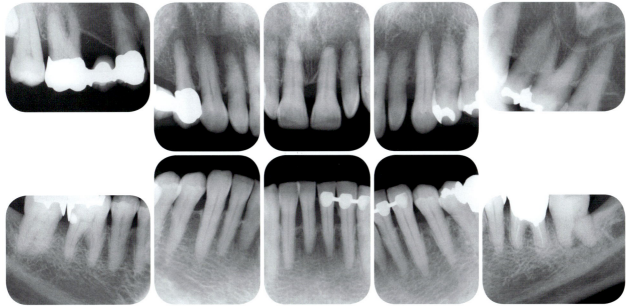

バイオロジカル MTM
Graphic Guidance II

Q 本ケースのような重度な歯周炎で前歯の反対咬合が認められ，咬合の支持が少ない場合は，どのように治療を進めていけばよいであろうか？

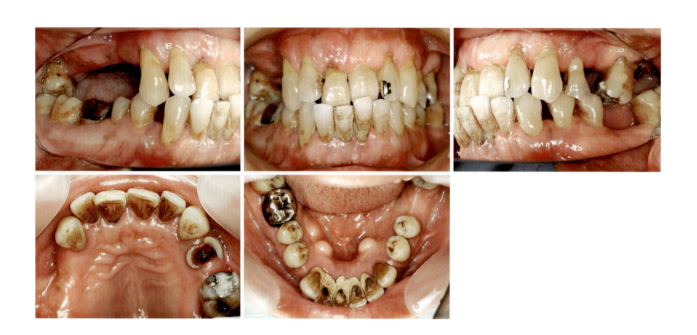

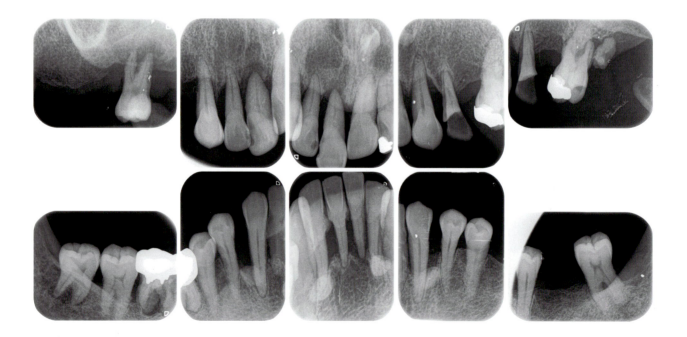

A 歯周治療は歯周基本治療でポケットを減少させ，前歯の反対咬合に対してライトフォースで矯正治療を行った．1̄|1̄ は根尖まで歯周組織が破壊されていて保存不可能のため抜歯．上顎右側臼歯部には 5̄|4̄ の2本を移植し，上下のクロスアーチのブリッジで修復した．

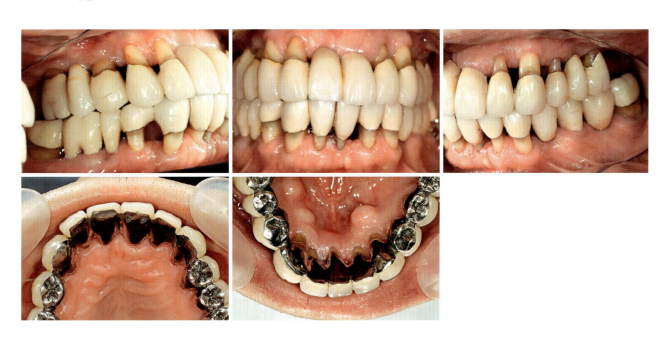

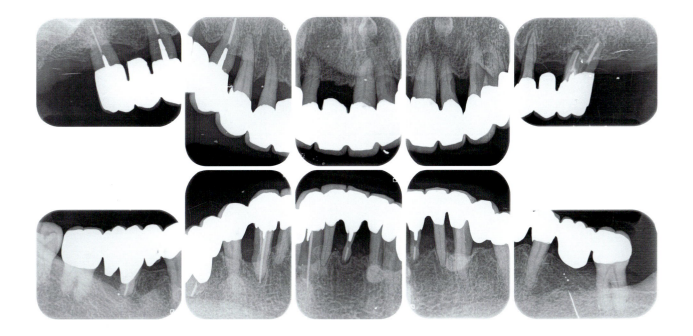

はじめに

　バイオロジカルMTMとは，歯周病などで移動した歯を矯正するだけではなく，矯正をすることで生理的に理にかなった生体の治癒を引き出し，より良い生体の治癒の条件を作るような矯正治療を指している．

　歯周病に罹患すると歯の移動がみられることは，たびたび観察される．歯の移動の状態は，歯周病の重篤度や"力"の大きさによっていろいろであるが，歯の位置が変化することにより，種々の問題が惹起される．すなわち，歯の位置が変化することで以下の①～⑥の問題が起こる．

①　プラークコントロールが困難になる．

②　咬合性外傷を受けやすくなる．その結果，歯周病が悪化する．

③　歯列全体の咬合の不安定を引き起こす．

④　ブラキシズムや咀嚼時の過度な咬合力など，各種の"力"を受け止める側の状態を不利にする．

⑤　ブラキシズムを増加させることがある．

⑥　審美的な問題などを引き起こす．

　これらの問題解決には，適切な歯周治療とともにライトフォースでのMTM（バイオロジカルMTM）が必須である．MTMを行うことは単に見かけをよくするだけではなく，歯周治療の組織再生の一環としても重要である．しかし，矯正時に過度の力を作用させるなどの不適切なMTMは歯周組織の損傷を招き，ときには抜歯になる．では，MTMをどのようなコンセプトのもとで，どのような術式で行えばよいのであろうか．

　歯周病患者における矯正の原則は，矯正を行う歯の歯周組織を損傷しないように，移動させたいだけの量を移動させる（できれば元の位置）ことが基本となる．たとえば，前歯が挺出して歯間の離開がみられるようなケースでは，歯周組織を傷害させることなく歯を元の位置にもどすような治療ができればよく，良好に圧下ができれば目的が達成できる．歯周ポケットがあり，高度の歯周組織破壊があるケースでは，圧下を行うことは深いポケットをさらに深くし，歯周病を進行させるような想像をしがちである．しかし，前歯が離開しているようなケースでは，適切な歯周炎の治療を行ってライトフォースで圧下させる，すなわちバイオロジカルMTMで行うと，歯間の離開が解消され，歯槽骨の再生も得ることができ，修復処置も最小限で済み，素晴らしい結果を得ることができる．

　矯正力はできる限りライトフォース（30g以下）で，移動させたい歯を必要なだけ

> **歯周病患者のMTMを行う際の注意点**
>
> 1. MTMへのモチベーションを十分に行う．
> 2. 必要な歯を必要なだけ移動する．
>   - 固定源をしっかり設け，相反移動はできる限り避ける．
>   - ライトフォースで行う．
>   ライトフォース：30g以下　移動：1カ月に1mm以下
> 3. 炎症のコントロールを注意深く行う．
> 4. 治療が複雑になることが多いので，サポーティブペリオドンタルセラピー（SPT）が必要である．

移動させることが重要である．移動は，1カ月に1mm以下で行う．臼歯の近心傾斜のケースでも，ライトフォースで1カ月に1mm以下の移動を行うことで，良好な予後を得ることができる．

これら歯周病における矯正治療では，各種の床矯正装置を多く使用することで良好な予後を実現できる．床矯正装置でのMTMは，移動させたい歯にライトフォースで希望の移動量を設定することができる．

本書では，歯周病患者における咬合異常をいくつかのタイプに分け，それぞれのケースにおけるバイオロジカルMTMでの歯周治療の考え方，治療方法，そして矯正治療の介入時期や矯正方法などを解説する．なお，矯正の理論的なことなどは成書に譲り，歯周病専門医・池田と矯正歯科医・大出博司先生との共同の治療成果をできる限り具体的に供覧するように心がけ，床矯正装置の作製法にも1章を設けた．

本書が，歯周治療に取り組む読者諸兄姉の診療の一助となれば幸いである．

*

本書の出版にあたり，まず私の恩師であり日本の歯周病患者に対するMTM治療の草分けで，いつもご指導していただいている加藤　熙先生，また30年前から矯正治療を行っていただき，様々なご指導をいただいた町屋仁躬先生に感謝したい．そして，いつも診療をサポートしてくれる当クリニックのスタッフ，および旧スタッフの方々にも感謝いたします．

2016年夏　池田　雅彦

INDEX

Graphic Guidance ……………………………………………………………………………………………………… *2*
はじめに ……… *6*

第1章　歯周病治療における矯正歯科治療の役割　　　池田雅彦

　　Case 1　　上顎前歯のフレアーアウト ……………………………………………………………………… *16*
　　Case 2　　上顎前歯の歯間離開と挺出 ……………………………………………………………………… *18*
　　Case 3　　下顎臼歯近心傾斜 ………………………………………………………………………………… *19*
　　Case 4　　高度な歯周病と下顎臼歯近心傾斜 ……………………………………………………………… *20*
　　Case 5　　歯周組織の残存量が少ない重度歯周炎 ………………………………………………………… *21*

第2章　歯周病患者における咬合異常のタイプ分類　　　大出博司

　　Ⅰ　歯周病患者の咬合異常について ………………………………………………………………………… *24*
　　Ⅱ　歯周病患者の咬合異常のタイプ分類 …………………………………………………………………… *24*
　　　　1．タイプⅠ：前歯フレアーアウト …………………………………………………………………… *24*
　　　　2．タイプⅡ：前歯挺出 ………………………………………………………………………………… *25*
　　　　3．タイプⅢ：正中離開 ………………………………………………………………………………… *25*
　　　　4．タイプⅣ：下顎前歯叢生 …………………………………………………………………………… *26*
　　　　5．タイプⅤ：前歯反対咬合 …………………………………………………………………………… *28*
　　　　6．タイプⅥ：臼歯近心傾斜 …………………………………………………………………………… *28*
　　　　7．タイプⅦ：鋏状咬合，交叉咬合 …………………………………………………………………… *28*
　　Ⅲ　病的な歯の移動（PTM）について ……………………………………………………………………… *29*
　　Ⅳ　使用した矯正装置 ………………………………………………………………………………………… *31*

第3章　咬合異常を伴う慢性歯周炎の治療の進め方　池田雅彦

- Ⅰ　慢性歯周炎の治療に関する基本的な考え方 ······ 34
- Ⅱ　慢性歯周炎の治療の進め方 ······ 37
    - 1．「治りやすい歯周病」への対応 ······ 42
    - 2．「治りにくい歯周病」への対応 ······ 42
    - 3．自己観察によるSBの治療 ······ 42
- Ⅲ　咬合異常を伴う慢性歯周炎の治療の進め方の実例 ······ 47
    - 1．Case 1 ······ 47
    - 2．Case 2 ······ 50
    - 3．Case 3 ······ 51

第4章　歯周病患者へのMTMの基本的な考え方と歯周病歯の移動　大出博司

- Ⅰ　歯周病患者へのMTMの意義＝アンチエイジング ······ 58
- Ⅱ　歯周病患者のMTMの特徴 ······ 59
- Ⅲ　歯周病歯の移動 ······ 59
    - 1．歯の移動様式 ······ 59
        - (1) 傾斜移動 ······ 59
        - (2) 圧下 ······ 60
        - (3) 遠心へのトルク ······ 61
    - 2．矯正力の大きさと作用分布 ······ 61
        - (1) 傾斜移動 ······ 62
        - (2) 圧下 ······ 63
        - (3) 遠心へのトルク ······ 63
    - 3．固定源（力の反作用に耐える抵抗源） ······ 63
- Ⅳ　歯周病患者へのMTMの進め方 ······ 64
    - 1．MTM開始時の条件 ······ 64
    - 2．MTMのモチベーション ······ 64
    - 3．検査項目 ······ 64
    - 4．診断 ······ 65
    - 5．治療中の管理 ······ 65
    - 6．保定とメインテナンス ······ 66

第5章　歯周炎とMTM治療導入へのモチベーション　池田雅彦

Ⅰ 歯周炎とMTMの治療導入に成功するためには? ……… 68
Ⅱ IPシステム（イニシャルプレパレーションシステム） ……… 68
　1．IPシステムとは? ……… 68
　2．IPシステムの進め方 ……… 70
　　(1) 第1ステップ ……… 70
　　(2) 第2ステップ ……… 72

第6章　床矯正装置　大出博司

Ⅰ 歯周病歯のMTMにおける床矯正装置の特徴 ……… 76
Ⅱ 床矯正装置の構造 ……… 76
　1．基本構成 ……… 76
　　(1) 唇側誘導線 ……… 76
　　(2) クラスプ ……… 77
　　(3) レスト ……… 77
　　(4) 床 ……… 77
　　(5) 人工歯 ……… 78
　2．作動部 ……… 78
　　(1) エラスティック ……… 78
　　(2) 真鍮線フック ……… 79
　　(3) スプリング ……… 80
　　　① 0.4mmワイヤーによる誘導線巻き込み式スプリング ……… 81
　　　② 0.6mmワイヤーを用いたユニット型スプリング ……… 82
　　　③ レクタンギュラーワイヤーを用いたアップライトスプリング ……… 82
Ⅲ 床矯正装置の製作 ……… 83
　(1) 作業模型の製作 ……… 83
　(2) 設計（外形線の記入とアンダーカットのブロックアウト） ……… 83
　(3) 唇側誘導線 ……… 84
　(4) 頬側線 ……… 84
　(5) クラスプ ……… 84
　(6) レスト ……… 84
　(7) 床 ……… 87

第7章　タイプ別 咬合異常の MTM 治療例　池田雅彦 大出博司

- タイプⅠ：前歯フレアーアウト 90
  - 1 Case 1：上顎前歯フレアーアウト 90
  - 2 Case 2：上顎前歯フレアーアウト 98
  - 3 Case 3：上顎前歯フレアーアウト 108
  - 4 Case 4：上下顎前歯フレアーアウト 115
- タイプⅡ：前歯挺出 120
  - 1 Case 5：上顎前歯の挺出 120
  - 2 Case 6：上顎前歯の挺出 128
- タイプⅢ：正中離開 136
  - 1 Case 7：正中離開 136
  - 2 Case 8：正中離開 140
- タイプⅣ：下顎前歯叢生 144
  - 1 Case 9：下顎前歯叢生 144
  - 2 Case 10：下顎前歯叢生 148
- タイプⅤ：前歯反対咬合 156
  - 1 Case 11：前歯反対咬合 156
  - 2 Case 12：前歯反対咬合 164
- タイプⅥ：臼歯近心傾斜 172
  - 1 Case 13：臼歯近心傾斜（$\overline{5|}$） 172
  - 2 Case 14：臼歯近心傾斜（$\overline{|7}$） 176
  - 3 Case 15：臼歯近心傾斜（$\overline{6|6}$） 182
  - 4 Case 16：臼歯近心傾斜（$\overline{|7}$） 190
- タイプⅦ：鋏状咬合，交叉咬合 192
  - 1 Case 17：鋏状咬合（$\frac{5|}{5|}$） 192
  - 2 Case 18：交叉咬合（$\frac{|5}{5|}$） 200

おわりに 204
参考文献・索引 206

第 1 章

歯周病治療における矯正歯科治療の役割

池田雅彦

Case 1　上顎前歯のフレアーアウト
Case 2　上顎前歯の歯間離開と挺出
Case 3　下顎臼歯近心傾斜
Case 4　高度な歯周病と下顎臼歯近心傾斜
Case 5　歯周組織の残存量が少ない重度歯周炎

慢性歯周炎の多くのケースで，歯の移動が認められる．歯の移動量や移動の状態は，どの歯にどの程度の歯周組織の破壊があるのか，また破壊の程度や部位などによって千差万別であるが，歯の移動の結果，プラークコントロールが悪くなったり，咬合性外傷や口呼吸となるなど，歯周炎を悪化させる．この場合，移動した歯を元の位置にもどすような矯正治療を安全に行うことができれば問題は解決するが，重度歯周炎においては，残存歯周組織が少ないので矯正力は外傷力となり，矯正治療は禁忌と考えられてきた．

しかし，われわれは，ライトフォース（30g以下）で1カ月1mm以下の移動量に制限するバイオロジカルMTM（Minor Tooth Movementの略．以下MTMとする）

図 1-1 ▶ 下顎前歯の骨吸収と動揺

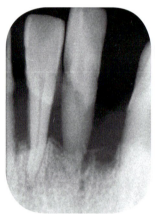 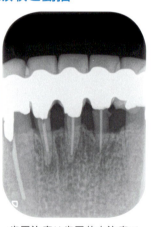

初診時の1|1．歯周病で著しい骨吸収と動揺が認められる．

歯周治療は歯周基本治療で行った．その後，バイオロジカルMTMの後に修復処置（フルアーチのクロスアーチブリッジ）を行った．歯槽骨の再生が認められる．

図 1-2 ▶ 上顎前歯の離開と挺出

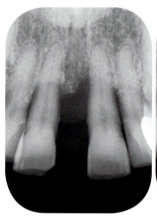 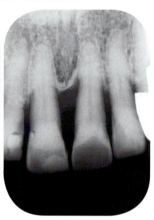

|1 は，歯周病によって挺出し，歯の離開と前突がみられる．歯周治療は歯周基本治療のみで行い，|1 を元の位置の近くまでバイオロジカルMTMによって圧下した．

治療後に歯槽骨の再生が認められる．1|1 のみレジンで固定している．

によって，残存歯周組織が非常に少ないケースでも残存歯周組織に外傷力を与えることなく歯を移動することができ，良好に維持している．

特筆すべきは，バイオロジカルMTMによって歯周組織の著明な改善がみられることである．"歯周治療をより成功に導くような治療を行う"といった観点から考えると，われわれが行ってきたバイオロジカルMTMは，歯を移動させるだけではなく，歯周組織の腑活化や歯槽骨再生に貢献していると思われる（図1-1〜図1-4）．特に重度歯周炎の治療においては，バイオロジカルMTMは必須のオプションだといえるだろう．

これらのケースの詳細な経過については第7章で示すが，本章ではまずわかりやすい例を挙げ，具体的に述べてみたい．

図 1-3 ▶ 高度な骨欠損と動揺

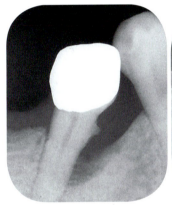
5┘は根尖部にまで及ぶ骨欠損と高度な動揺が認められる．数院で抜歯の適応と診断された．

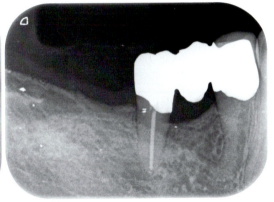
歯周治療は，歯周基本治療で行い，自然挺出も同時に行った．バイオロジカルMTMの後に修復処置を行った．骨の再生が認められる．

図 1-4 ▶ 臼歯近心傾斜と骨欠損

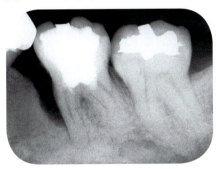
初診時（1989年）．67┘が5┘の欠損で近心に傾斜し，6┘に著しい骨欠損が認められる．

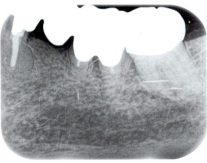
67┘をバイオロジカルMTMによって遠心移動させた．歯周治療は歯周基本治療のみで行った．歯槽骨の再生が認められる．初診後21年経過している（2010年）．

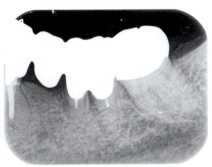
初診後27年（2016年）．再生された骨は維持されている．

Case 1　上顎前歯のフレアーアウト

　慢性歯周炎の患者では，上顎前歯のフレアーアウトのケースがよく観察されるが，歯周病治療を行う上でも，またプラークコントロールや口呼吸を解消する上でも，さらには審美的な観点からも，フレアーアウトの解消は重要である．

　フレアーアウトの治療を進める上では，その原因を分析することが重要で，
① 臼歯部の低位による下顎前歯の突き上げ
② 舌突出などの癖の関与
③ 歯周炎による上顎前歯の挺出
のどれが原因かによって治療方針が異なる（図1-5）．

　一般的に，上顎前歯の歯間離開はポステリア・バイトコラープス（臼歯咬合崩壊）が原因であるといわれることがあり，臼歯部の咬合挙上が行われ，前歯を内側に移動させ，前歯全体の歯冠修復処置が行われている．まずポステリア・バイトコラープスによってフレアーアウトが引き起こされたのかどうかを検討する必要がある．スタディーモデル，口腔内診査，必要に応じてセファロ分析も行って，咬合挙上するか否かを慎重に決定している．多くのケースではポステリア・バイトコラープスではないことが多く，本Case 1もポステリア・バイトコラープスではなかった．

　フレアーアウトの原因は，歯周病による前歯の挺出であることが多い（**1**-1・**1**-2）．対応としては歯周ポケットが数mmになるまで歯周治療を行い，その後バイオロジカルMTMにより挺出歯を元の位置までライトフォースで圧下する．挺出歯を元の位置まで圧下することによって，フレアーアウトは解消され，歯の形態もフレアーアウト以前のようになる（**1**-3・**1**-4）．

　う蝕などによる審美的な理由がなければ，歯冠修復処置も不必要であり，簡単な口蓋側の固定で済むことが多い（**1**-4）．圧下前のエックス線写真（**1**-5）と圧下後の

図1-5 ▶ フレアーアウトの原因

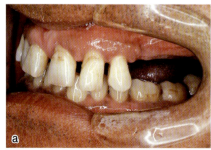 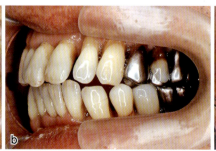 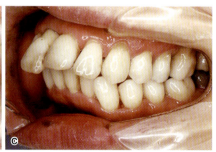

a：臼歯部の低位による前歯の突き上げ（従来の一般的な考え方）．　　b：舌突出癖の関与　　c：歯周病による前歯の病的挺出．

エックス線写真（**1**-6）を比較してみると，圧下によって歯槽骨は吸収していくのではなく，歯槽骨の支持が増加し，より安定しているように思われる．

このような治療結果は，歯周治療に加えてバイオロジカルMTMによる矯正治療なくしてはあり得ないと思われる．

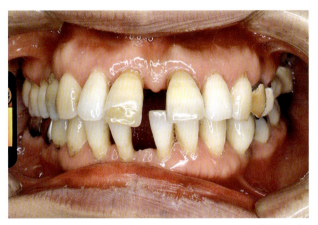

1-1　歯周病と臼歯の咬合低下によって 2⎴2，1̄|1̄ の歯間離開と挺出が認められる．

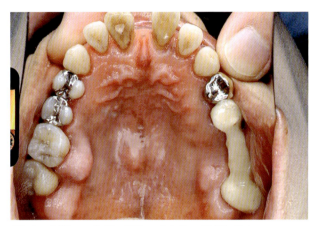

1-2　上顎の口蓋側の状態．2⎴2 は唇側転位している．

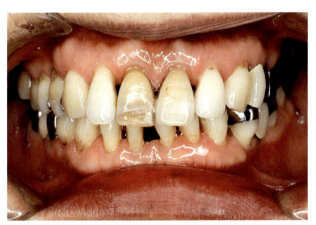

1-3　バイオロジカルMTMによって圧下させ，歯間離開と挺出を解消した．歯周治療は，歯周基本治療のみで行った．

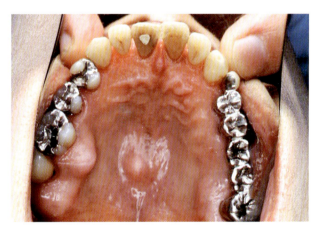

1-4　バイオロジカルMTMと臼歯の修復処置後の上顎の口蓋側の状態．歯間離開と挺出が解消されている．

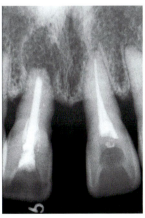

1-5　MTM前の 1̄|1̄ のエックス線写真．歯槽骨の破壊が著しい．

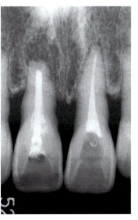

1-6　バイオロジカルMTMによる圧下後のエックス線写真．歯間離開が解消されるとともに歯槽骨の再生が認められる．

Case 2　上顎前歯の歯間離開と挺出

　このケースは，ポステリア・バイトコラープスでなく，1| が高度な歯周炎によって挺出し，歯間離開が起こっている（2-1・2-2）．矯正前にポケットが数mmになるまで歯周治療を行い，バイオロジカルMTMで1|を元の位置まで圧下した．歯周治療は歯周基本治療で行った．1|1 は接着性レジンで固定した（2-3〜2-5）．

　矯正前後のエックス線写真で比較してみると（2-6・2-7），歯槽硬線も現れ，歯周組織は安定している．バイオロジカルMTMの効果と考えられる．

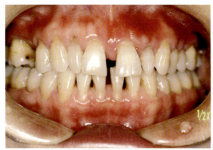

2-1　初診時．1| が重度歯周炎のために唇側に挺出して歯間離開が起こっている．

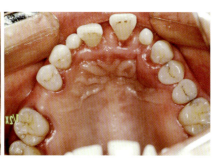

2-2　上顎の口蓋側の状態．歯肉の炎症が著しく1| が唇側へ挺出している．

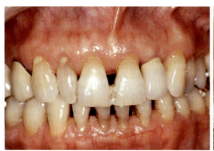

2-3　バイオロジカルMTMと修復処置後の正面観．炎症のコントロールが十分に行われている．1|1 はレジンで固定．

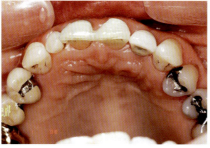

2-4　同咬合面観．

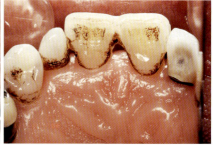

2-5　同口蓋面観．プラークコントロールも良好でプロービングデプスも数mmに保たれている．

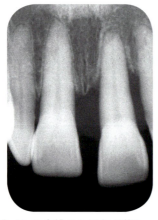

2-6　1| の歯槽骨の吸収が著しい（初診時）．

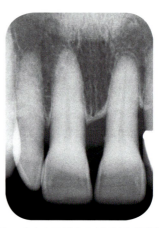

2-7　バイオロジカルMTMと修復処置後．歯槽骨の再生が認められる．

Case3 下顎臼歯近心傾斜

小臼歯に高度な骨吸収がみられるケース（❸-1）では，どのように治療を進めていけばよいのであろうか．5̄が近心移動しており，高度な骨吸収が認められ（プロービングデプス9mm），また動揺度は3度であった．数軒の歯科医院で抜歯と診断されており，「抜歯したくない」とのことで来院した．

プラークコントロールの観点からも遠心移動が必要であったが，まず歯周治療として自然挺出と歯周基本治療を行い，歯周ポケットが数mmになってから，ガイドワイヤー付きの床矯正装置で遠心にバイオロジカルMTMを行った．矯正することによって再生治療を行った後のように歯槽骨の状態は良好になり（❸-2），プラークコントロールも良好に行うことができる環境になった（❸-3）．

このようにプラークコントロールしやすい環境ができ，なおかつ歯槽骨の安定した良好な環境を作ることができるのも，バイオロジカルMTMによる矯正治療の効果である．

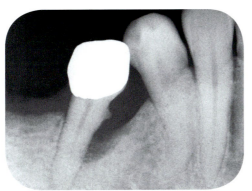

❸-1 初診時．5̄のエックス線写真．近心に傾斜しており歯槽骨の吸収は著しく，近心根面の汚染されていることがうかがえる．

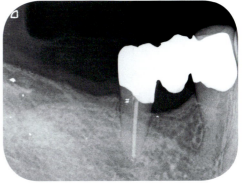

❸-2 メインテナンス時．歯周治療は，自然挺出と歯周基本治療で行った．その後，バイオロジカルMTMと修復処置を行った．歯槽骨の再生が認められる．

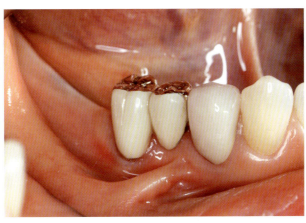

❸-3 修復処置を行った後の口腔内．プラークコントロールも容易な状態になった．

Case4　高度な歯周病と下顎臼歯近心傾斜

　このケースは全顎的に高度な歯周組織の破壊があるケースだったが，下顎左右大臼歯の近心にも約10mmの歯周ポケットがあり，高度な歯周組織破壊が認められた（4-1・4-2）．5|5が欠損しており，76|67が近心に傾斜していた．

　歯周基本治療の後にバイオロジカルMTMよる76|67の遠心移動を行った．床矯正装置とブッカルチューブの組み合わせで矯正を行ったところ，近心の歯槽骨の回復が認められた（4-3・4-4）．この歯槽骨の再生も，移動させたい76|67を移動したい量だけ移動したバイオロジカルMTMの効果である．

　4-5・4-6は，矯正治療前後のパノラマエックス線写真の比較であるが，著しいMTMの効果が認められる．

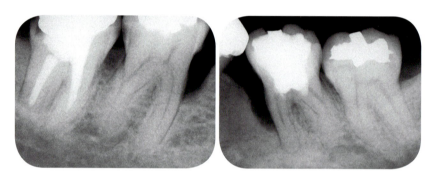

4-1・4-2　初診時の下顎左右大臼歯．6|6の近心に著しい骨欠損が認められる．

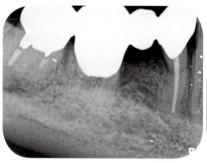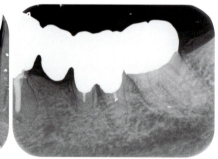

4-3・4-4　メインテナンス時（初診から27年後）の下顎左右大臼歯．76|67の遠心への移動をバイオロジカルMTMで行い，その後修復処置を行った．6|6の近心に歯槽骨の再生が認められる．

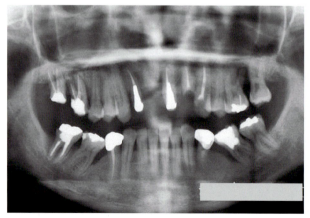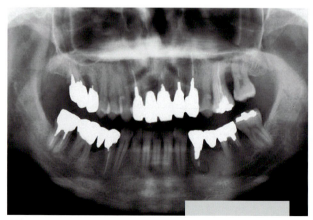

4-5　初診時のパノラマエックス線写真．6|6の近心の骨吸収の状態だけでなく，全顎的に重度の歯周炎である．

4-6　バイオロジカルMTMと修復処置後のパノラマエックス線写真．

Case 5 歯周組織の残存量が少ない重度歯周炎

歯周組織の残存量が非常に少ないにもかかわらず，矯正治療をすることによって歯を適正な位置に移動できれば，予後が良好になると思われるケースがある（5-1〜5-3）．従来は歯周組織の残存量が少ないケースでは矯正力が外傷となる可能性が強く，抜歯をして他の治療法を選択していた．しかし，歯周組織の残存量が少ない重度歯周炎のケースでも，歯周治療に加えて本書で紹介するバイオロジカルMTMで矯正治療を行うと，悪化するのではなく歯周組織の安定がみられる（5-4〜5-6）．

重度歯周炎に対しても，歯周炎をコントロールした上での矯正治療は歯周治療に必須と思われる．

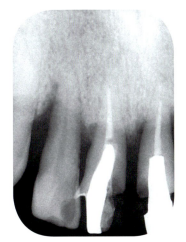

5-1 初診時の 21|1．高度の歯槽骨の吸収が認められる．

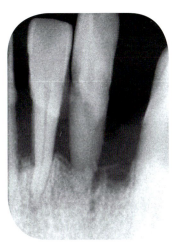

5-2 初診時の 1|1．高度の歯槽骨の吸収が認められる．

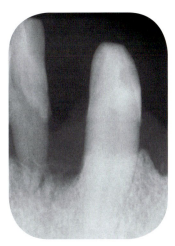

5-3 初診時の |3．高度の歯槽骨の吸収が認められる．

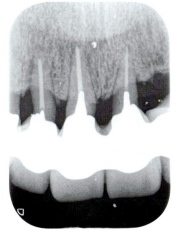

5-4 バイオロジカルMTMと修復処置後の 21|1．骨の再生が認められ歯周組織は安定している．歯周治療は歯周基本治療のみで行った．

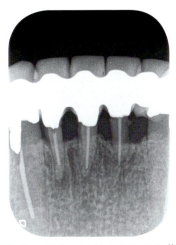

5-5 バイオロジカルMTMと修復処置後の 1|1．骨の再生が認められ，歯周組織は安定している．歯周治療は歯周基本治療のみで行った．

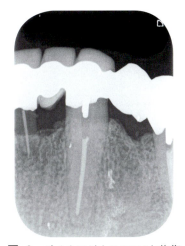

5-6 バイオロジカルMTMと修復処置後の |3．骨の再生が認められ歯周組織は安定している．歯周治療は歯周基本治療のみで行った．

第2章

歯周病患者における咬合異常のタイプ分類

大出博司

Ⅰ 歯周病患者の咬合異常について
Ⅱ 歯周病患者の咬合異常のタイプ分類
Ⅲ 病的な歯の移動（PTM）について
Ⅳ 使用した矯正装置

I　歯周病患者の咬合異常について

　本章では，MTMの対象となる歯周病患者の咬合異常はどのようなものかを整理しておきたい．それらは実際に行われるMTMと同じく，局所的な表現で分類する．なぜなら，それらの咬合異常は，矯正歯科臨床において用いられるAngle分類をあてはめてもあまり意味がないと思われるからである．中高年では第一大臼歯が喪失していてAngle分類ができない場合もある．子供や若い成人の矯正治療は，Ⅰ級の咬合を構築することを理想とした全顎的な観点に基づくが，歯周病患者のMTMは，対症療法的に必要な部分に施行する最小限の矯正治療だといえる．

　なお，本書で述べる「歯周病患者の咬合異常」には，歯周病が主な要因と考えられる病的な歯の移動（Pathologic Tooth Migration：以下PTMとする）のほかに，「エイジングによる咬合異常」と「歯周病が原因ではないが，歯周病患者にとってMTMが有効な咬合異常」も含まれる．エイジングの関与が大きいと思われるタイプが存在する．また，PTMではないが歯周病治療の一環として必要だと思われるMTMも，「歯周病患者の咬合異常」として取り扱うべきだと思われるからである．

Ⅱ　歯周病患者の咬合異常のタイプ分類

　筆者は，自院でMTMを行った歯周病患者100名の咬合異常を分類した．それらはほとんどが一般歯科からの紹介患者である．

　100名の平均年齢は48歳9カ月であった（範囲：35歳0カ月～70歳0カ月）．同一症例で前歯と臼歯に咬合異常を有する場合があったので，咬合異常の合計は104カ所であった．

　MTMの治療内容に基づいて分類をした結果，以下に示す7タイプに分類された（**表2-1・図2-1**）．

　これらのうち，タイプⅠ～Ⅲは病的な歯の移動（PTM）である．合計53カ所で，全体の51.0％を占めていた．タイプⅣはエイジングが関与していると思われる．タイプⅣ～ⅦはPTMといえないが，補綴前矯正治療，あるいは刷掃性・自浄性の向上ために，歯周治療の一環として必要なMTMであった．

1．タイプⅠ：前歯フレアーアウト（図2-2）

　いわゆる「前歯フレアーアウト」は，歯科矯正学の教科書にはあまり記載がない表現であるが，前歯がフレアー（すそ広がり）した状態，つまり前歯唇側傾斜と前歯歯間離開とが合わさった症状で，100名中35名はこの症状である．PTMの中でもっとも多く認められた症状であった．

表2-1・図2-1 ▶ MTMを行った歯周病患者100名，104カ所の咬合異常の分類

咬合異常の分類		該当数（カ所）	パーセント（％）
タイプⅠ	前歯フレアーアウト	35	33.7
タイプⅡ	前歯挺出	9	8.7
タイプⅢ	正中離開	9	8.7
タイプⅣ	下顎前歯叢生	14	13.5
タイプⅤ	前歯反対咬合	8	7.7
タイプⅥ	臼歯近心傾斜	16	15.4
タイプⅦ	臼歯交叉咬合，鋏状咬合	13	12.5

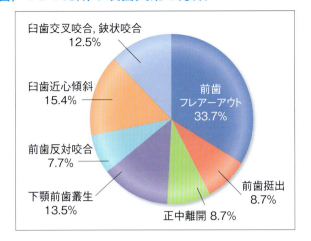

　さらに，この前歯フレアーアウトは，上下顎前歯のフレアーアウト，上顎前歯のみのフレアーアウトに分類された（**図2-3**）．

　次に，前歯フレアーアウトの発現機序についてであるが，それは必ずしも一般にいわれている臼歯咬合低下による前歯の突き上げだけではない．臼歯部の咬合崩壊がない患者にも前歯フレアーアウトを認めることが少なくない．その場合は前歯フレアーアウトの原因として軟組織からの圧の問題，そして舌癖・咬唇癖といった口腔習癖の関与を疑うべきである．

　歯周病が進行した不安定な歯は，舌圧や口唇圧の影響を受けやすい．術前に舌，口唇の臨床検査を行う必要がある．すなわち，安静時の舌位の検査，嚥下時の舌運動の検査，そして口唇閉鎖の状態をチェックしておくべきである．必要があれば，それらへのトレーニングを行わなければならない．

2．タイプⅡ：前歯挺出（図2-4）

　明らかな上顎前歯挺出を9名において認めた．それらの歯は，咬合平面から下方の位置にあり，問診で「若いときは何ともなくて最近出てきた」ことが確認されたので，挺出した結果であることがわかる．また，隣接歯と比較して当該歯の歯槽骨吸収が進行していることは，歯周病の関与を裏付けるものである．タイプⅠと同様に，本タイプも明らかにPTMである．

3．タイプⅢ：正中離開（図2-5）

　このタイプは，上顎中切歯の唇側傾斜度は正常か正常に近い状態であるものの，正中離開が顕著なタイプで，9名存在した．ほかの部位にも歯間離開を生じることがあるが，矯正治療の対象になるのは正中離開がほとんどである．唇側傾斜が大きい場合

図2-2 ▶ タイプⅠ：前歯フレアーアウト

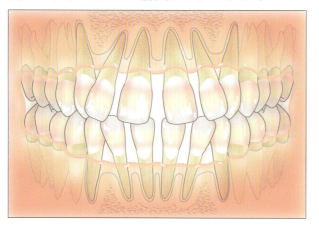

図2-3 ▶ 前歯フレアーアウトの内訳

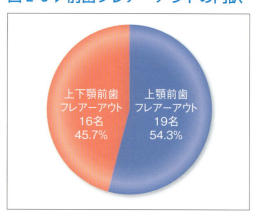

上下顎前歯フレアーアウト 16名 45.7%
上顎前歯フレアーアウト 19名 54.3%

図2-4 ▶ タイプⅡ：前歯挺出

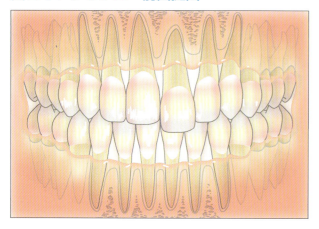

図2-5 ▶ タイプⅢ：正中離開

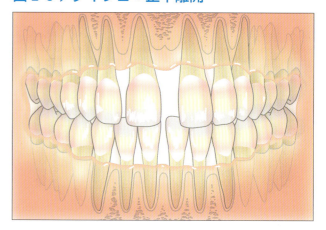

は，フレアーの形態となっているのでタイプⅠに分類した．

　これらは「若いときには正中離開が存在しなかった」あるいは「加齢とととともに拡大した」ことを条件に選出した．このタイプもPTMである場合が多いと思われる．原因は，歯周病による歯槽骨吸収のほかに，歯周ポケットの炎症組織からの圧，歯肉腫脹，舌圧や上唇小帯の付着異常，欠損歯や矮小歯の存在などが考えられる．

4．タイプⅣ：下顎前歯叢生（図2-6）

　これら14名は「若い頃はまっすぐ並んでいた」あるいは「若い頃よりも凸凹が強くなった」という条件で選択した．

　下顎前歯叢生の原因はPTMもあり得るが，歯周病がほとんどない状態であっても叢生を生じることが少なくない．加齢に伴って自然に生じる場合は，加齢変化（エイジング）と捉えるべきであろう．

　歯は一般に，近心に移動する傾向があるといわれている[1]．咀嚼力によって臼歯に近心方向の分力がわずかながら加わるという．この歯を前方にゆっくり動かす力は，

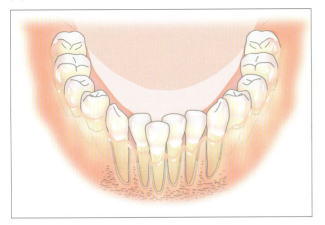
図 2-6 ▶タイプⅣ：下顎前歯叢生

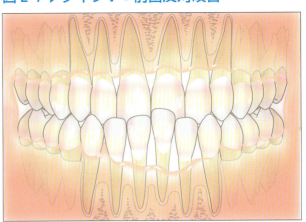
図 2-7 ▶タイプⅤ：前歯反対咬合

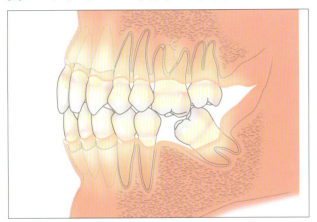
図 2-8 ▶タイプⅥ：臼歯近心傾斜

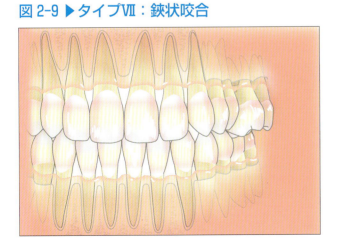
図 2-9 ▶タイプⅦ：鋏状咬合

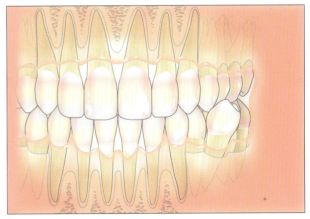
図 2-10 ▶タイプⅦ：交叉咬合

前方分力（anterior component of force）と呼ばれている．臼歯の前方分力の大きさと隣接面のコンタクトの強さが，下顎前歯の不整に関与していると報告されている[2,3]．なお，この前方分力以外にも，下顎前歯の叢生を生じる原因として頬・舌・口唇等の軟組織からの圧の影響も考えられる．

原因がPTM，エイジングのどちらであっても，下顎前歯叢生の改善は刷掃性・自

浄性が向上するので，歯周治療の一環として有効である．フルアーチのマルチブラケット装置を用いることもあるが，これら14名はMTMで行った．

5．タイプⅤ：前歯反対咬合（図2-7）

　歯周病を有する前歯反対咬合で，MTMで治療したことを条件に選択した．それらのうち1名は「歯周病罹患前は正常被蓋であった」とのことであるが，詳細は不明である．ほかの7名は子供からの前歯反対咬合である．

　図2-7のイラストに示すように，咬合性外傷により下顎前歯の歯肉退縮，歯槽骨吸収を引き起こしていることがある．MTMにより適切な被蓋改善がなされれば，外傷性咬合も改善されるので歯周病治療として有効である．

　しかし前歯反対咬合は，上下顎骨の形態的な不調和を有する場合が多い．その不調和が大きければ治療は難しい．無理な矯正治療を行えば，逆に歯周組織を悪化しかねない．治療の難易度を見極めて，予後を予測するためにセファロを用いた顎顔面の形態分析と機能分析を行う必要がある．

6．タイプⅥ：臼歯近心傾斜（図2-8）

　臼歯近心傾斜16名の内訳は，両側下顎第二大臼歯が4名，片側下顎第二大臼歯が7名，上顎第二大臼歯が2名，上顎小臼歯が1名，下顎小臼歯は2名であった．傾斜歯は，自浄作用の低下と清掃困難からプラーク付着増加の原因となる．また，咬合性外傷が生じることもある．したがって，傾斜歯の直立化は咬合改善として有効なだけではなく，歯周病の改善としても有効である．

　このタイプのMTMは，ブリッジやインプラントの補綴前矯正として行うことが多い．また，**図2-8**のイラストに示すように，近心に歯周ポケットを形成していることが多い．MTMで近心を挺出させて，歯周ポケットを減じることが可能である．

7．タイプⅦ：鋏状咬合，交叉咬合（図2-9・図2-10）

　鋏状咬合が11名，交叉咬合が2名であった．これらは若い頃からの咬合であり，PTMによる咬合異常ではないが，当該歯が外傷性咬合を形成して歯周組織に損傷を及ぼしている場合は，矯正治療で咬合改善するとともに，歯周組織の保護を計るべきである．

　図2-9のように，中高年の鋏状咬合では当該臼歯が挺出して，頬舌的にロックされていることが多い．また，鋏状咬合や交叉咬合を多数歯に認める症例では，正中が偏位していることが少なくない．若年者ならば機能的に偏位していることがあるが，中高年では顎性あるいは歯槽性に偏位していることがほとんどである．下顎を中心位に

表2-2 ▶ PTMの主な症状と原因

PTMの主な症状	PTMの原因
唇側傾斜	歯槽骨吸収，歯周ポケットの炎症組織からの圧，咬合要因，軟組織からの圧，歯肉腫脹，口腔習癖
挺出	歯槽骨吸収，歯周ポケットの炎症組織からの圧，根尖病巣からの圧
離開	歯槽骨吸収，歯周ポケットの炎症組織からの圧，歯肉腫脹，軟組織からの圧，空隙部への舌突出によるさらなる拡大，欠損歯や矮小歯

表2-3 ▶ 歯槽骨吸収と前歯空隙との関係

上顎前歯歯槽骨吸収	軽度：5名	歯根長の1/2以下：8名	歯根長の1/2以上：7名
上顎前歯空隙総和	2.8mm	4.8mm	6.2mm

誘導して機能的な偏位の有無を調べることができる[4]．

交叉咬合は，咬合・歯周組織に悪影響が少ない場合，必ずしもMTMが必要だとは思われない．しかし**図2-10**のような外傷性咬合になっている場合には，MTMによる咬合改善が望ましい．特に，前後の歯が歯周病などで脆弱な場合は，それらへの咬合負担を減じるために有効である．

Ⅲ 病的な歯の移動（PTM）について

PTMの症状として多く認めるのは，タイプⅠ（前歯フレアーアウト），タイプⅡ（前歯挺出），タイプⅢ（正中離開）であった．タイプⅣ（下顎前歯叢生）はエイジングによって生じていることが多いと考えられる．タイプⅤ（前歯反対咬合）は元からの症状であることがほとんどである．臼歯部には明らかなPTMを確認することができなかった．タイプⅥのうち治療頻度が高い第二大臼歯の近心傾斜は，第一大臼歯抜歯後の放置が原因であるので，近心に歯周ポケットを認めたとしてもPTMとはいえない．病的な移動というよりは医原性の移動である．また，タイプⅦ（臼歯の交叉咬合・鋏状咬合）は元からの咬合であり，これらもPTMとはいえない．

歯周病患者におけるPTMの罹患率は，30.03％あるいは55.8％であったとの報告がある[5,6]．高い罹患率だといえる．また，PTMの原因は多要因であるといわれている[6,7]．それらの報告と，筆者の経験からまとめたPTMの主な症状と原因を**表2-2**に示す．

表2-3は，1993年に筆者が報告した調査結果である[8]．自院で前歯部歯間離開を治療した歯周病患者20名（平均年齢46歳4カ月）について，歯槽骨吸収と前歯空隙との関係を調べた結果である．歯槽骨吸収が進むと歯が移動しやすくなるので，よりPTMが起きやすいであろうという仮説に基づく調査である．20名を歯槽骨吸収の程

図2-11 ▶ 歯槽骨吸収とPTMの関係

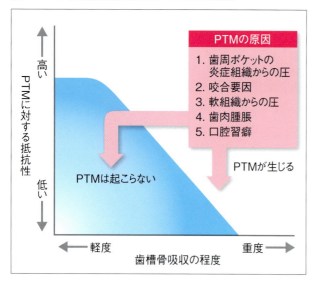

図2-12 ▶ PTMの典型例とMTMのイメージ

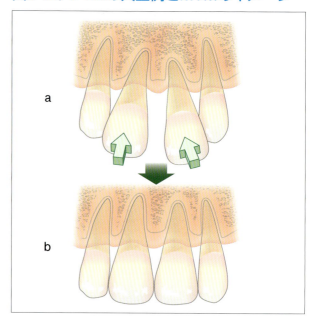

a：1|1 PTM（唇側傾斜，挺出，正中離開）のイメージ．
b：MTMによる改善後のイメージ．

度によって，軽度群，中度群，重度群に分類して前歯空隙総和量を比較した．その結果，軽度群＜中度群＜重度群の順に前歯空隙が大きかった．仮説を肯定する結果が得られた．

一方，1997年にMartinez-Cauntらは852名の歯周病患者を用いて，上顎前歯の空隙量とPTMの原因となる多数の因子との関係を報告している[6]．その結果は，PTMに関係する単一の原因はなく，もっとも関与する因子は歯槽骨吸収であったとしている．これは筆者の仮説であるが，「PTMには歯槽骨吸収がもっとも関与して，歯槽骨吸収が進むほどほかの因子の影響を受けて移動しやすい」と考えられる．その考えに基づく歯槽骨吸収とほかの因子との関係を図2-11に示す．図の左側の歯槽骨吸収が軽度の状態では，PTMに対する抵抗性が高いので，ほかの原因が存在してもPTMは起きにくいが，図の右側の歯槽骨吸収が重度の状態になると，ほかの原因の影響を受けてPTMが生じやすいことを表している．

図2-12-aは，PTMの典型例のイメージである．1|1は唇側傾斜しており，さらに挺出も認める．そして正中離開を生じている．MTMの対象となる歯周病患者の主要なPTMは，この唇側傾斜，挺出，離開であると考えられる．この例のように3つの症状をすべて認めることもあるが，2つあるいは1つの症状であることもある．なお，本書でのタイプ分類では，唇側傾斜＋挺出＋離開および唇側傾斜＋離開は，形態的な印象からフレアーアウトとみなし，タイプⅠに分類した．唇側傾斜＋挺出はタイプⅡ

図2-13 ▶使用した矯正装置

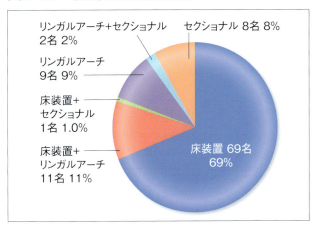

とした．

図2-12-bは，MTMによって以前の形態に近い状態に改善されたイメージである．PTMによって生じた位置異常は，元の位置にもどすことをMTMの目標としている．問診で元の状態を患者から聞くとともに，病的な歯の移動を理解しておいて，適切な治療目標を計画すべきである．

Ⅳ 使用した矯正装置

自院でMTMを行った100名に使用した装置の種類を**図2-13**に示す．床矯正装置の単独使用がもっとも多く69名であった．さらに，リンガルアーチと床矯正装置11名，あるいは床矯正装置とセクショナルブラケット1名という併用があった．それらも含めると床矯正装置の使用は81名であり，床矯正装置の使用頻度が高いことがわかる．リンガルアーチの使用は併用も含めると22名であった．セクショナルブラケットは併用も含めて11名であった．

第 **3** 章
咬合異常を伴う慢性歯周炎の治療の進め方

池田雅彦

Ⅰ 慢性歯周炎の治療に関する基本的な考え方
Ⅱ 慢性歯周炎の治療の進め方
Ⅲ 咬合異常を伴う慢性歯周炎の治療の進め方の実例

I 慢性歯周炎の治療に関する基本的な考え方

第1章で述べたように，慢性歯周炎によって咬合異常が惹起されると種々の問題を引き起こす．では，咬合異常を伴う慢性歯周炎には，基本的にどのように治療を行っていけばよいのであろうか．

まず，咬合異常に対する治療を行う前に，歯周炎の治療を十分に行うことが重要である．すなわちプロービングデプスが3mm以内になるように治療を行う．理論的には，歯周炎の治療は咬合異常がないケースと同様に行うが，重度歯周炎のケースでは炎症のあるままに矯正力をかけると矯正力が外傷となり，炎症に加えて外傷が作用すると歯周炎は進行する（**図3-1**）．特に歯周組織の残存量が少ないケースでは抜歯となる可能性がある（**図3-2**）．

図3-1 ▶炎症と咬合性外傷の関係

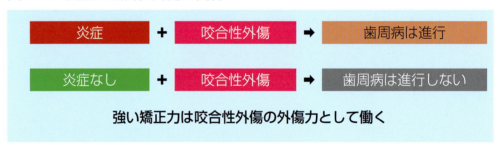

図3-2 ▶残存歯周組織の少ない場合

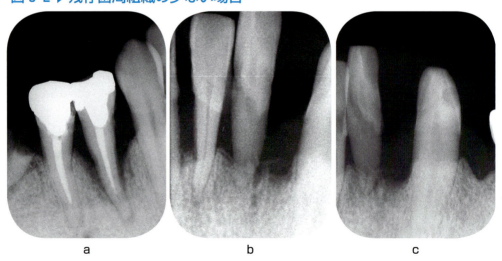

残存歯周組織が少ないケースでは，歯周病の治療を行いプロービングデプスが数mmになるように炎症のコントロールをし，ライトフォースの矯正力で歯の移動を行わないと歯周病が進行し，抜歯となる可能性がある．
a：咬合性外傷が認められる 5 4̄｜．
b：残存歯周組織が少ない 1̄｜1̄．バイオロジカルMTM，すなわちライトフォースの矯正力（30g以下）で，移動量も1mm以下/月で行わないと，抜歯となる可能性がある．
c：残存歯周組織が少ない ｜1̄．

図 3-3 ▶

| 現代の歯周治療 |

＊プラークコントロール
＊プラークコントロールを行える環境の確立

図 3-4 ▶

| 私の考える歯周治療 |

＊プラークコントロール
＊プラークコントロールを行える環境の確立
＊修飾因子のコントロール
　・"力"の評価とコントロール
　・糖尿病などの全身因子のコントロール

図 3-5 ▶

| プラークコントロールを行える環境の確立とは？ |

＊垂直的なポケットのコントロール
＊水平的なポケットのコントロール
　●プラークコントロール可能な修復物
　●プラークコントロール可能な付着歯肉の幅
＊歯の位置異常の是正（MTM を行う）
・メインテナンスは不可欠

図 3-6 ▶

| 垂直的なポケットのコントロールとは？ |

＊ポケットを数 mm にしてプラークコントロールできるようにする．
　●歯周基本治療
　●各種の外科治療

図 3-7 ▶

| 水平的なポケットのコントロールとは？ |

＊根分岐部病変への対応
　●歯周基本治療
　●根分割
　●ヘミセクション
　●外科治療

　慢性歯周炎の治療の原則は，慢性歯周炎の主因はデンタルプラーク（最近ではバイオフィルムと呼ばれている）であるので，治療はデンタルプラークに対する対策が中心である．すなわち，プラークコントロールとプラークコントロールを行える環境を整備することが基本である（**図3-3〜図3-7**）．"力"の因子が関与している場合は，そのコントロールも必要である（**図3-4**）．

　歯周治療を進める際には，4つのフェーズ(相)に分けて考える（**図3-8**）．すなわち，
① 　イニシャルプレパレーション（IP）
② 　イニシャルセラピー（IT）

図3-8 ▶歯周治療を進める4つのフェーズ

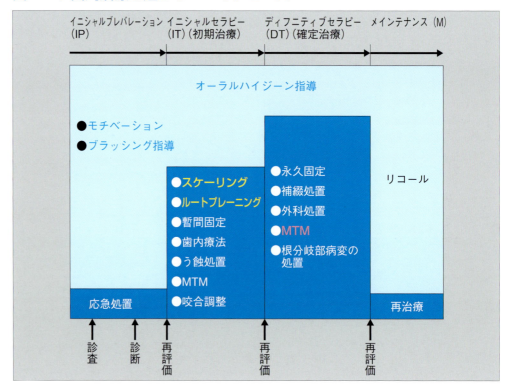

③ ディフニティブセラピー（DT）

④ メインテナンス（M）

である．特にイニシャルプレパレーション（IP）は重要である．歯周病治療は修復処置などとは違い，治療後の歯周組織の修復に時間がかかり，患者の治療への深い理解とプラークコントロールなど患者自身の治療への積極的な参加が不可欠である．歯周治療に加えてMTMも行うとなれば，さらに治療時間が必要である．患者が口腔の健康を得て，なおかつそれを持続するには，医療側と患者が"患者自身の治療への参加が不可欠である"との意識を持つことが必要である．患者がこの意識が持っていないと，歯周治療の成功やMTMの成功はない．

患者にこの意識を持たせるアプローチは，イニシャルプレパレーション中に行われる（詳しくは第5章を参照）．このイニシャルプレパレーション中では患者が自ら口腔の健康を欲していることを確認し，その口腔の健康を得て維持するのは治療への自身の参加が不可欠であることを学ぶ．本書で頻繁に使用する床矯正装置は，装置の調整を患者自身が行うことも多く，MTMでは患者の治療への参加も必要である．すなわち，歯科治療と矯正治療の成功は，歯周治療も矯正治療も患者自身の口腔の健康の確立・増進には不可欠であることへのモチベーションの成功がKeyである．

イニシャルプレパレーションに成功したら，積極的に治療に入っていく．次にイニ

図 3-9 ▶ 治りやすい歯周病

- 炎症性
- ブラッシングで歯肉の反応がよい
- 分岐部病変がないか，または少ない
- プロービングデプスパターンが炎症型

図 3-10 ▶ 治りにくい歯周病

- 咬合性外傷が関与―咬合型
- 分岐部病変がある．ときには左右上下顎
- プロービングデプスパターンが咬合型
- 全身疾患がある

図 3-11 ▶ プロービングデプスパターン

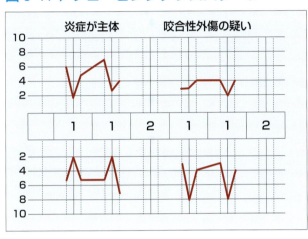

左：隣接部が深い炎症型パターン．右：口蓋側の中央部が深い咬合型パターン．

シャルセラピー（IT）を行う．ここでは，スケーリング・ルートプレーニングや必要に応じて暫間固定・咬合調整などを行う．基本的には，MTMはその後のディフニティブセラピー（DT）の相で行う．歯周外科の必要なケースでは，MTMは歯周外科を行って歯周組織の安定が得られてから行う．

II　慢性歯周炎の治療の進め方

まず最初に，歯周病のタイプが炎症中心の「治りやすい歯周病」か，咬合型の「治りにくい歯周病」かを評価する（図3-9・図3-10）．その際，プロービングデプスパターンも参考にする（図3-11）．炎症型の「治りやすい歯周病」では，歯の隣接面のプロービングデプスが深い．咬合型の「治りにくい歯周病」のケースでは，歯の頬舌面のプロービングデプスが深い．炎症型の「治りやすい歯周病」では，深い歯周ポケットが存在しているケースでも，プラークコントロールやルートプレーニングなどの歯周基本治療によく反応し，予後良好である（図3-12）．また「治りにくい歯周病」では，治りにくくしている原因として睡眠時ブラキシズムや咀嚼時の過度の咬合力などの咬合性外傷が関与している場合が多く，炎症の治療に加えて睡眠時ブラキシズムや咀嚼時の過度の咬合力の評価とコントロールも必要である（図3-13）．

図3-12 ▶ 「治りやすい歯周病」の例

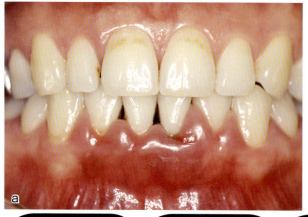
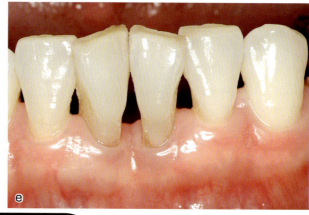
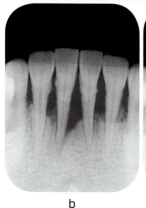
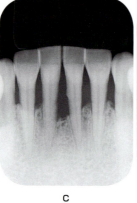
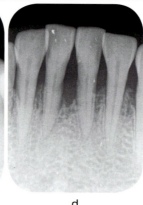

a：初診時（1990年9月）．1|1 に浮腫性の歯肉の炎症が認められ，「治りやすい歯周病」であると思われる．
b：初診時のエックス線写真．|1 に高度な骨吸収，1| に中等度の骨吸収が認められる．
c：9年後（1999年10月）．歯周基本治療のみで治療を行った．プロービングデプスが2mm以内になり歯槽骨の再生が認められる．
d：20年後（2010年1月）．プロービングデプスが2mm以内に維持されている．
e：22年後の 1|1（2012年10月）．歯肉の退縮はない．

図3-13 ▶ 「治りにくい歯周病」の例

患　者：1936年生　男性	既往歴：特記事項なし
初　診：1987年9月　51歳	診　断：ブラキシズムを伴う重度慢性歯周炎
主　訴：歯周病を治したい	

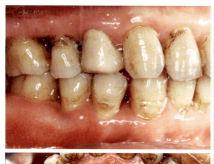
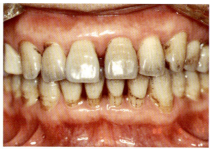
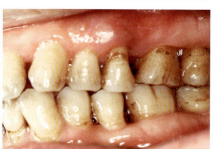
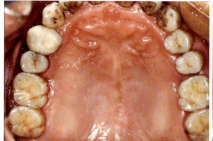
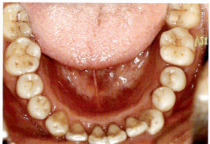

a：初診時の口腔内（1987年9月）．歯肉は線維性で 1|1 の正中離開がみられる．臼歯の咬合面の咬耗が著しい．"力"の関与が推測され，「治りにくい歯周病」と仮診断した．

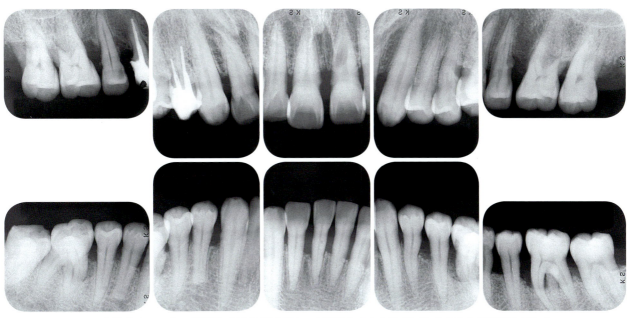

b：初診時のエックス線写真（1987年9月）．上下顎左右の大臼歯には3度の分岐部病変がみられ，"力"の関与が推測される．

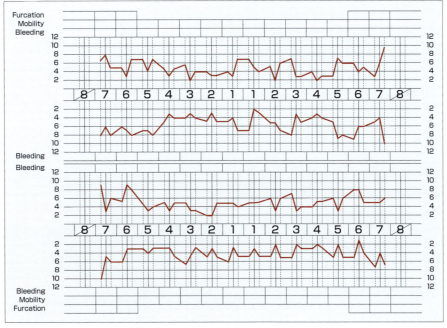

c：初診時のプロービングデプス（1987年9月）．プロービングデプスパターンが咬合型で，大臼歯には3度の分岐部病変がみられるので，「治りにくい歯周病」と考えられる．

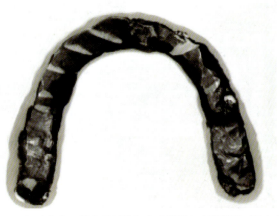
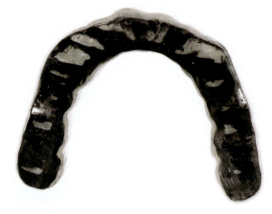

d：オクルーザルスプリントを利用した睡眠時ブラキシズムの評価法（池田式SB評価法）では強いB-3であった（44頁・図3-16-e参照）．このケースでは歯周病の治療のために睡眠時ブラキシズム（SB）の治療が必要である．

治　療
1. 炎症に対する治療：歯周基本治療
2. 咬合性外傷に対する治療：睡眠時ブラキシズム（SB）の治療

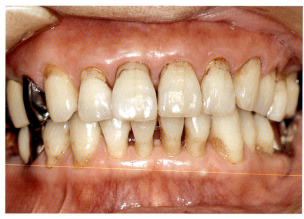
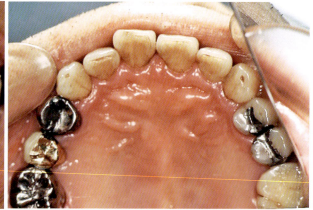
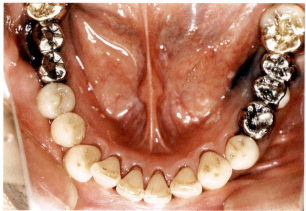

e：初診より20年後の口腔内（2008年6月）．プラークコントロールも良好で，炎症のコントロールもされている．1|1の歯間離開も，歯周病の治療とSBのコントロールによって解消された．

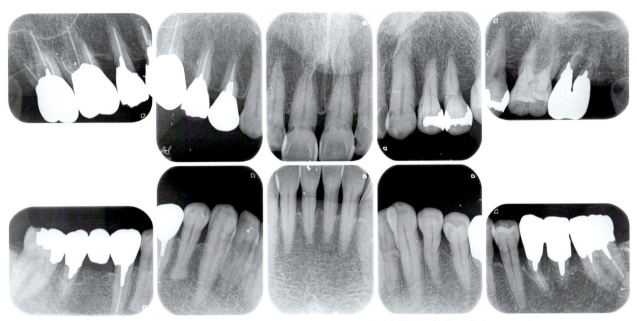

f：初診より23年後のエックス線写真（2010年2月）．歯槽骨の状態は安定している．
76|6 は根分岐部が3度であったが，歯周外科を行わないで歯周基本治療のみで良好に維持されている．

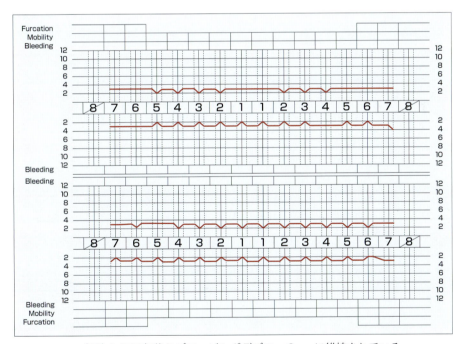

g：初診より23年後のプロービングデプス．3mmに維持されている．

図 3-14 ▶

"力" とは
●ブラキシズム（夜間睡眠時・昼間） ●咀嚼時の咬合力 ●嚥下時の力 ●その他の力

図 3-15 ▶

"力" への対策は？
"力" を受け止める側への対策 　●歯周治療・咬合調整 　●固定 　●矯正 　●インプラント・歯牙移植 "力" そのものへの対策 　●ブラキシズムのコントロール 　●咀嚼時の咬合力のコントロール

1.「治りやすい歯周病」への対応

　基本的には，歯周基本治療のみで行う．歯周組織の支持量が少ない場合は，歯周基本治療に加えて，"力"を受け止める側の対策として，固定や歯の移植を行う場合もある（第7章のCase 11：タイプⅤ-**1**，Case 12：タイプⅤ-**2**を参照）．

2.「治りにくい歯周病」への対応

　「治りにくい歯周病」では，睡眠時ブラキシズム（Sleep Bruxism．以下SBとする）や咀嚼時の過度の咬合力などの"力"が関与しているケースが多い．このようなケースでは，通常の歯周治療に加えて"力"への対応が必要である．

　"力"への対応法は，まず"力"を受け止める側に対し，固定などを行って強化する．それだけで問題が解決しない場合は，"力"の種類を特定し（**図3-14**），"力"の強さを評価し，その後に"力"を減少させる治療を行う（**図3-15**）．

　"力"がSBの場合は，オクルーザルスプリントを用いた方法（池田式SB評価法）でSBの強さの評価を行う（**図3-16**）．SBが強ければ自己観察や自己暗示法（**図3-17～図3-23**）によってSBの強さを減少させる（第7章のCase 11：タイプⅤ-**1**，Case 15：タイプⅥ-**3**を参照）．

3. 自己観察によるSBの治療

　昼間に上下の歯が接触・噛み締めをしている状態を患者自身によって観察させることで，SBそのものを減少させることができる．手順としては，自己観察の仕方を教え，自己観察の状態を記録させる（**図3-19**）．自己観察を行わせるだけで，かなりSBを減少させる効果がみられる．自己観察によるSBへの効果の評価は，池田式SB評価

図3-16 ▶ オクルーザルスプリントを利用したSBの評価法（池田式SB評価法）

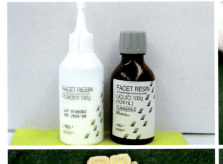
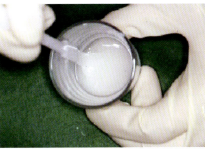
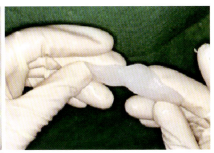
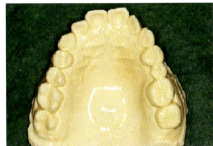
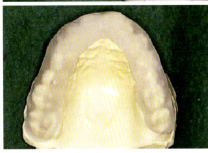

a：まず常温重合型のファセットレジン（ジーシー社製）でオクルーザルスプリントを上顎に作製する．ファセットレジンは，睡眠時ブラキシズムでファセットができるくらいの硬さの理工学的性質を持っている．気泡ができないように慎重に練和して上顎の模型に圧接する．

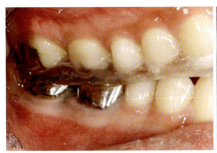
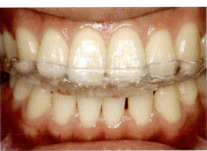
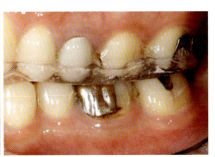

b：上顎の模型に圧接したオクルーザルスプリントを口腔内で調整して仕上げる．

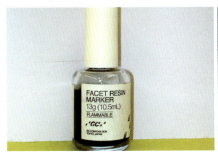
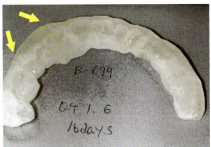
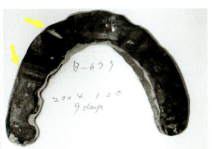

c：オクルーザルスプリントを睡眠時に使用させ，スプリント上に形成されたファセットを観察して，ファセットの形や深さによってSBの評価を行う．ファセットの観察を容易にするために油性のファセットレジンマーカー（ジーシー社製）を塗布してスプリントを使用させる．

法であるオクルーザルスプリントによるSBの評価法を用いて行っている（**図3-23**）．

また，自己観察で十分な効果がみられないケースでは，自己観察に加えて自己暗示法を用いる．なお，自己観察や自己暗示法の詳しい実行方法など"力"への対応法については，拙書『治りやすい歯周病と治りにくい歯周病』（ヒョーロン・パブリッシャーズ，2011）および『"力"のマネージング』（医歯薬出版，2015）を参照されたい．

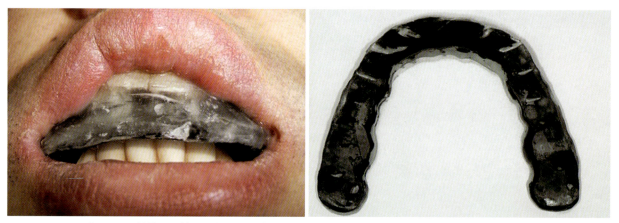

d：スプリントを装着した様子．夜間にスプリントを装着させた後，右のようにファセットが観察される．

B-1　ファセットのインクが軽度に剝がれている状態
B-2　ファセットが削れている状態
B-3　ファセットが著しく深くえぐれている状態

e：オクルーザルスプリントによるSBの強さの評価．

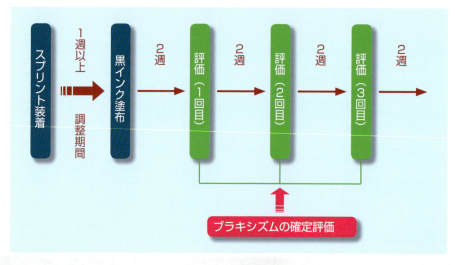

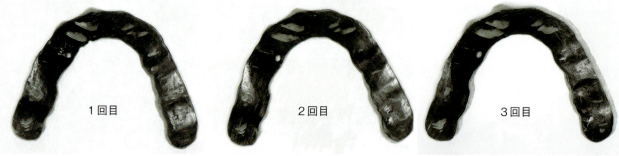

f：SBの評価法．3回ともファセットの深さや形はほぼ同じである．

図 3-17 ▶

SB を減少させる治療法

- 自己暗示法
- 自律訓練法
- バイオフィードバック
- Massed Practice
- 薬物
- など

図 3-18 ▶

SB のコントロール

1. 自己観察
2. 自己暗示法
3. 自己観察＋自己暗示法

図 3-19 ▶ 自己観察例

	21：38	web 閲覧	○
5/5（土）	9：25	一服	○
	11：05	新聞を読む	○
	14：12	読書	○
	16：25	転寝	×
	23：25	読書	○
5/6（日）	9：54	一服	○
	12：45	散歩	○
	15：25	買い物	○
	17：59	読書	○
	21：53	読書	○
5/7（月）	8：55	メールを読む	○
	10：54	考え事	○
	14：22	データの整理	○
	16：25	打ち合わせ	○
	21：45	web 閲覧	○
5/8（火）	9：19	資料をみる	○
	12：05	一服	○
	15：14	資料の作成	○

○は歯の接触がない．×は歯の接触がある

図 3-20 ▶ 自己観察法の効果の評価

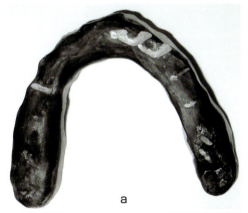

a

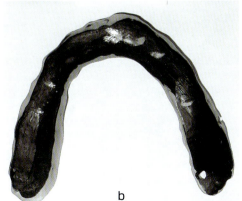

b

a：自己観察前．
b：自己観察後（14日後）．ファセットが減少している．

図 3-21 ▶

自己暗示法

1. ブラキシズムの影響を説明し，ブラキシズムを減らす重要性を認識させる．
2. 日中の食いしばりや夜間使用したオクルーザルスプリント上のファセットを観察させ，ブラキシズムを行っていることを認識させる．
3. 自己暗示法を理解させ，睡眠直前に上下の歯にわずかな隙間のある顎のリラックスした状態をイメージさせる．
4. 「唇は閉じて，歯を離す」と睡眠直前に20回声に出させ，毎日繰り返させる．

図 3-22 ▶

自己暗示法を成功させるポイント

- 患者が自分自身のブラキシズムを行っている自覚を持つ．
- 患者がブラキシズムを減らしたい強い願望，減らす目標を持つ．
- 自己暗示法を理解し，信じる．
- 上下の歯が接触していない，顎がリラックスしたイメージを持ち，そのイメージを言葉にした「唇は閉じて，歯を離す」を眠るときに，20回いう．

図 3-23 ▶ 自己観察法の効果の評価

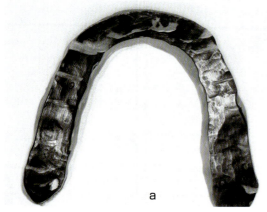
a

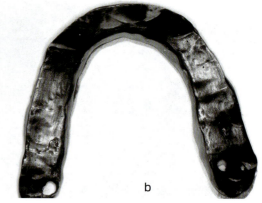
b

自己観察法前後のオクルーザルスプリント上に形成されたファセットの観察によって行う．
a：自己観察前．
b：自己観察後（14日後）．SBが減少している．

III 咬合異常を伴う慢性歯周炎の治療の進め方の実例

以下，ケース1からケース3で，より具体的に述べる．

1．Case 1

57歳の女性で歯肉の腫脹で来院．浮腫性の歯肉の炎症があり，|1 が挺出しており 1|1 間に離開が認められる（**1**-1・**1**-2）．エックス線写真，プロービングデプス所見からも |1 には高度な骨吸収が認められる（**1**-3・**1**-4）．どのように治療を進めていくとよいのであろうか．

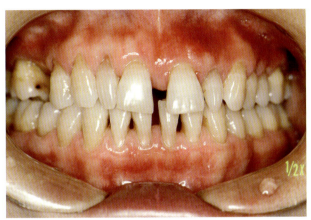

1-1 初診時の正面観（1988年6月）．

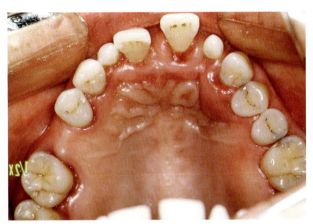

1-2 初診時の上顎咬合面観（1988年6月）．

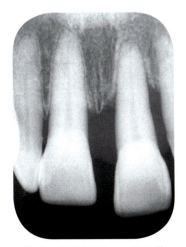

1-3 初診時のエックス線写真（1988年6月）．

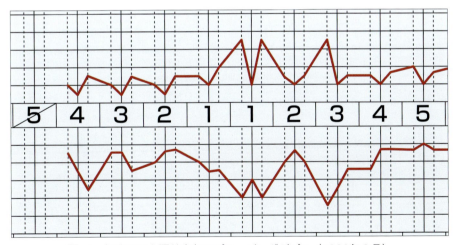

1-4 初診時の上顎前歯部のプロービングデプス（1988年6月）．

このケースは，プロービングデプスパターン（■-5）や浮腫性歯肉などの臨床所見から判断して，炎症型の「治りやすい歯周病」と診断した．治療方針としては歯周治療とともに|1 を圧下し，|1 に矯正力をかけても外傷力として働かないようにMTMの前に歯周炎の治療を行うこととした．歯周炎の治療は，「治りやすい歯周病」なので外科治療ではなく，プラークコントロールやルートプレーニングなどの歯周基本治療のみで行うことにした．

約半年後には歯肉の炎症も消退し（■-6・■-7），エックス線的にも安定してきた（■-8）．プロービングデプスも3mm以内となって，矯正を行ってもよい状態となった（■-9）．|1は床矯正装置を用いて圧下を行い，1|1間の間隙を閉鎖した（■-10・■-11）．プロービングデプスも安定し，エックス線的にも歯槽硬線がみられ，良好な状態がうかがわれる（■-12）．

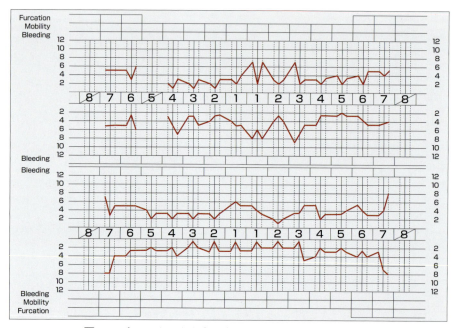

■-5 プロービングデプス（パターン）（1988年6月）．

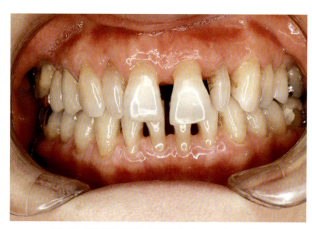

■-6 矯正治療前の正面観（1989年1月）．

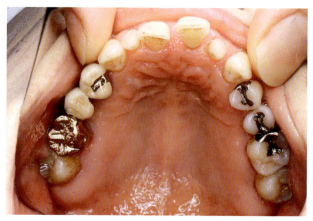

■-7 矯正治療前の上顎口蓋面観（1989年1月）．

第3章 咬合異常を伴う慢性歯周炎の治療の進め方

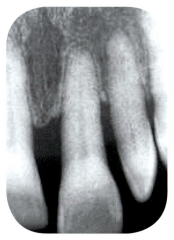

図1-8 矯正治療前のエックス線写真（1989年1月）.

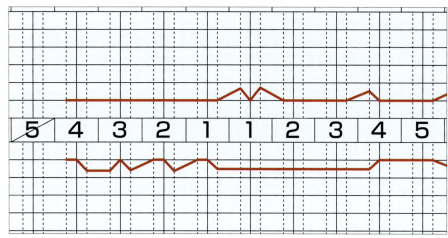

図1-9 矯正治療前の上顎前歯部のプロービングデプス（1989年1月）.

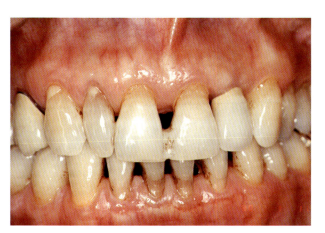

図1-10 治療後の正面観（1993年5月）.

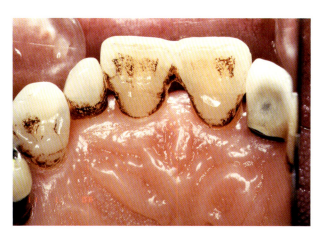

図1-11 治療後の上顎口蓋面観（1993年5月）.

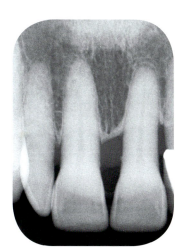

図1-12 治療後のエックス線写真（1993年5月）.

2. Case 2

40歳の女性で5̅の保存を希望して来院した．来院前に受診した数軒の歯科医院で抜歯と診断され，「なんとか保存したい」とのことであった．

5̅は近心に9mmのポケットがあり，歯の動揺度は3度に近い2度であり，さらに近心に移動して4̅に接触していた（❷-1）．歯肉は浮腫性で（❷-2），臨床所見から判断して炎症型の「治りやすい歯周病」と診断した．

歯周炎の治療は，プラークコントロールやルートプレーニングなどの歯周基本治療のみで行うこととし，5̅は抜髄，自然挺出も矯正前に行った．その後，近心のポケットも数mmになり，矯正を行える状態になったため（❷-3），5̅を遠心に移動し（❷-4），修復処置を行った（❷-5）．

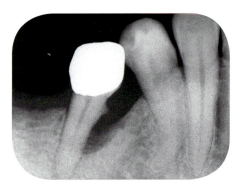

❷-1 初診時のエックス線写真（2003年8月）．

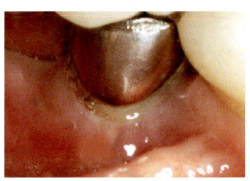

❷-2 初診時の5̅（2003年8月）．

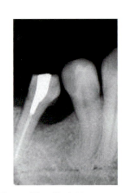

❷-3 矯正治療前のエックス線写真（2005年5月）．

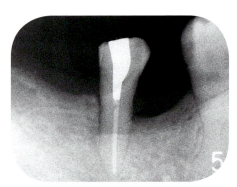

❷-4 矯正治療後のエックス線写真（2006年8月）．

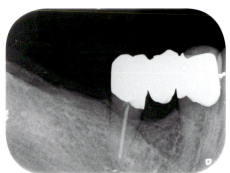

❷-5 補綴時のエックス線写真（2010年2月）．骨の再生が認められる．

3. Case 3

　40歳の男性で仕事は営業を行っていたが，人前で口を大きく開けることができない口腔の状態で，顔貌にコンプレックスを持っていた（**3**-1）．初診時のエックス線写真（**3**-2），プロービングデプス所見（**3**-3）からも高度な骨吸収が認められた．歯肉が比較的に線維性で，プロービングデプスパターンは咬合型なので「治りにくい歯周病」と診断した．治療方針としては，咬合が不安定なので，まず歯周基本治療を徹底することとした（**3**-4）．

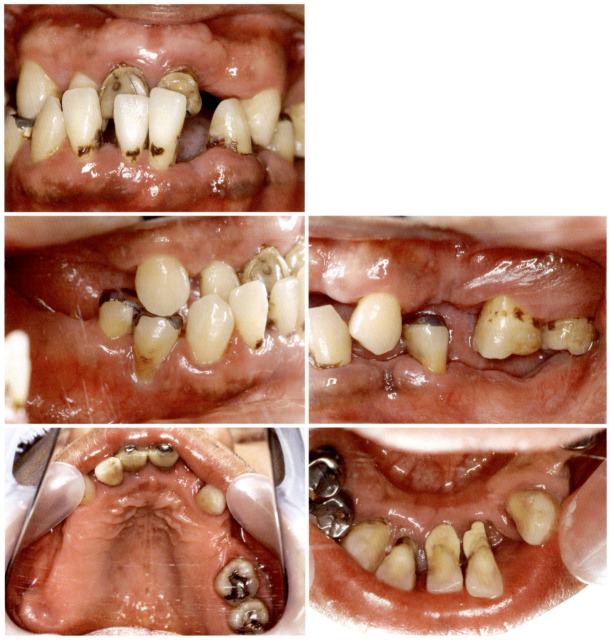

3-1　初診時の口腔内（2004年10月）．

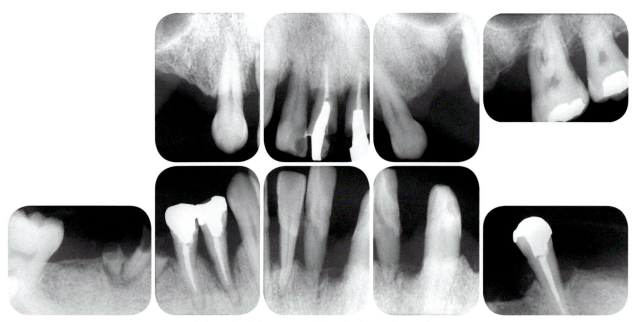

図3-2 初診時のエックス線写真（2004年10月）.

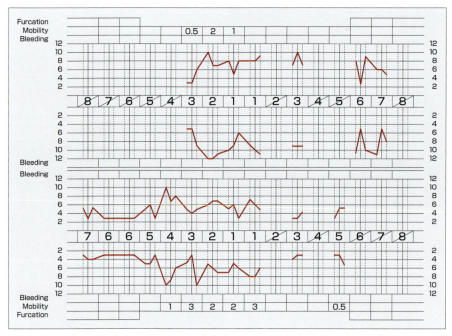

図3-3 初診時のプロービングデプスと歯の動揺度（2004年10月）.

　このケースは"力"が関与していると考えられたが，修復処置の終了後に"力"の1つであるSBの評価と自己暗示法によるコントロールを行うこととした．"力"に対する治療は，"力"を受け止める側の強化として上下のクロスアーチブリッジを行った．"力"そのものへの対応は，SBの評価を行い，その後SBのコントロールとして自己暗示法を行った（図3-5）．SBの評価は池田式の評価法を用いた（図3-6）．

第3章　咬合異常を伴う慢性歯周炎の治療の進め方

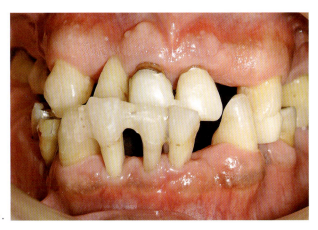

図3-4　基本治療を行い，歯肉の炎症は消退している．

自己暗示法

1. ブラキシズムの影響を説明し，ブラキシズムを減らす重要性を認識させる．
2. 日中の食いしばりや夜間使用したオクルーザルスプリント上のファセットを観察させ，ブラキシズムを行っていることを認識させる．
3. 自己暗示法を理解させ，睡眠直前に上下の歯にわずかな隙間のある顎のリラックスした状態をイメージさせる．
4. 「唇は閉じて，歯を離す」と睡眠直前に20回声に出させ，毎日繰り返させる．

図3-5

B-1　ファセットのインクが軽度に剝がれている状態
B-2　ファセットが削れている状態
B-3　ファセットが著しく深くえぐれている状態

図3-6　オクルーザルスプリントによるSBの評価法．インクの剝げている状態とレジンの削れている深さを勘案しながらB-1からB-3に分類する．

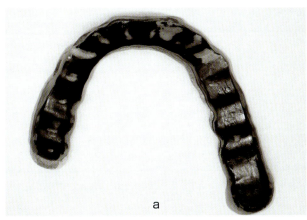
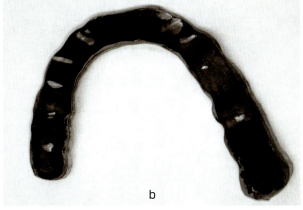

図3-7　本ケースのオクルーザルスプリントによるSBの評価と自己暗示の効果．
　　a：暗示前（中程度の強さのB-2），b：暗示後（弱いB-1）．

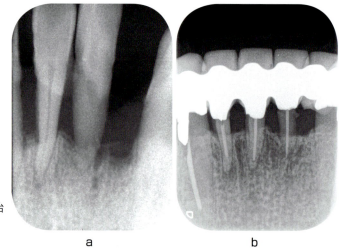

図3-8 下顎前歯部の初診時（a）と治療後（b）．骨の再生が認められる．

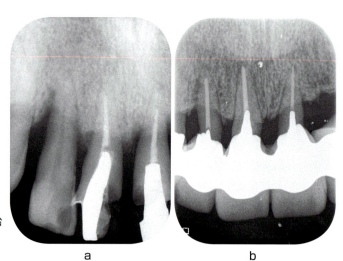

図3-9 上顎前歯部の初診時（a）と治療後（b）．骨の再生が認められる．

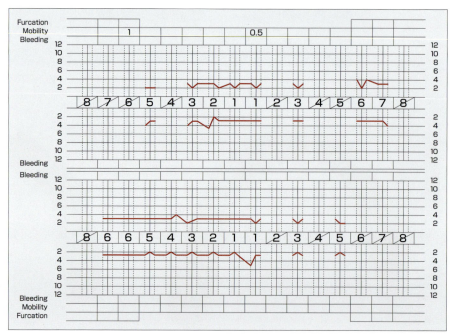

図3-10 初診から約3年経過（2007年5月）．ポケットはほぼ消退している．

自己暗示法では，暗示前の中程度の強さB-2から弱いB-1までコントロールした（**3**-7）．治療効果はエックス線写真からも評価できる．下顎前歯部では歯槽骨の支持量が少ないが，治療後では歯槽骨の支持量が増加しているように思われる（**3**-8）．上顎前歯部でも同様である（**3**-9）．

プロービングチャートからも，炎症とSBのコントロールがともに良好に行われている状態がうかがわれる（**3**-10）．

第4章
歯周病患者へのMTMの基本的な考え方と歯周病歯の移動

大出博司

Ⅰ 歯周病患者へのMTMの意義＝アンチエイジング
Ⅱ 歯周病患者のMTMの特徴
Ⅲ 歯周病歯の移動
Ⅳ 歯周病患者へのMTMの進め方

I 歯周病患者へのMTMの意義＝アンチエイジング

図4-1は，フレアーアウトした前歯に弱いエラスティックをかけて，圧下しながら後方牽引したケースである．矯正治療前後のエックス線写真を比較すると，明らかに|1 の歯槽骨形態が改善している．歯槽骨の改造（リモデリング）現象だと思われる．特に|1 の近心歯槽骨が増加（再生）したように思われる．矯正治療後，本ケースのようにエックス線写真で良好な歯槽骨の変化を認めることがある．歯周病歯の矯正治療では，咬合改善が第一の目標であるが，歯周組織の改善にも重きを置いている．

本ケースは，孫に正中離開を指摘されたことが矯正治療を行う動機になった．本ケースだけでなく，矯正治療のために受診した中高年の歯周病患者に問診すると，「若い頃はなんともなくて，加齢あるいは歯周病の進行によって歯がずれてきた」と訴える場合が多い．そして「これからさらに悪くなるのか」と質問されることも少なくない．MTMにより形態改善がなされても，それを維持するためには，後戻りや加齢変化を避けるための保定や固定を長期に続けていく必要がある．患者は「若さと健康を取り戻して，それをキープしたい」のであるから，歯周病患者へのMTMはアンチエイジングだといえる．

図4-1 ▶前歯フレアーアウトの症例

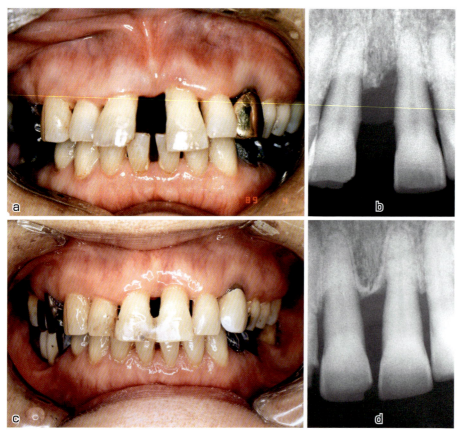

a・bは初診時で60歳7カ月，c・dは動的治療後で62歳1カ月の状態である．形態改善とともに，歯槽骨の再生がなされている．

Ⅱ 歯周病患者のMTMの特徴

　総じて，中高年の歯周病患者のMTMは，矯正治療の中ではやさしい．その理由を挙げると，

① 成長の問題がないので，治療のタイミングや矯正装置の選択，抜歯・非抜歯の選択といった診断・治療に関する複雑な問題を有しない．
② セファロ分析を必要としない場合が多い．たとえば，1歯のみの簡単な移動では，セファロがなくても差し障りはないと思われる．セファロ撮影装置を有しない一般歯科医にとっては好都合である．
③ 使用する装置は簡単な装置である．
④ 患者は治療目標を理解しているので，協力的である．

などである．

　中高年の歯周病患者のMTMにおいては，矯正歯科学の重要部分である成長・診断学に関する知識はほとんど要求されない．しかし，歯の移動と固定の基本的事項については，しっかり整理・理解しておかなければならない．その上で，支持組織が脆弱な歯周病歯であることを認識しながら適切な矯正力を加えなければならない．無理な移動を行えば，その歯に重大なダメージを起こしかねない．固定源の設計が不十分な場合だと，ほかの良い歯を悪くしかねないのである．

Ⅲ 歯周病歯の移動

1．歯の移動様式

　傾斜移動と圧下およびトルク（回転モーメント）が本書のMTMに用いる移動様式なので，それらを解説する．

（1）傾斜移動

　傾斜移動は，根尖から歯根長の1/3を回転中心とする回転移動であるとされている．**図4-2**は，正中離開症例の初診時と移動後のデンタルエックス線写真および重ね合わせ図である．左側中切歯をスプリングにより3カ月かけて3mm近心移動した．これは傾斜移動である．デンタル重ね合わせ図に示すように，左側中切歯の移動は実質的歯根長（歯槽骨を有する歯根部分）において根尖から1/2付近が回転中心であった．本症例の左側中切歯歯軸は遠心傾斜していたので，傾斜移動は好ましかった．近心傾斜した臼歯に対しては，この特性を利用して直立させることができる．しかし，傾斜移動によって歯軸が悪化する場合には別の移動様式，歯体移動やトルクを用いなければならない．その場合，簡単な装置での対応が困難になるが，歯周病患者のMTMではあまり必要としない．

図 4-2 ▶ 正中離開歯の傾斜移動

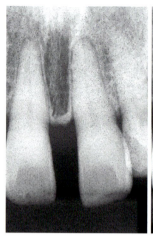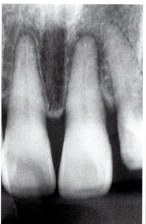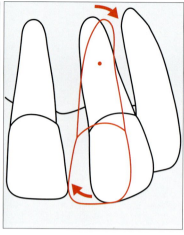

正中離開症例の初診時と |1 移動後のデンタルエックス線写真および重ね合わせ図.

表 4-1 ▶ 歯周病歯 6 歯の圧下による歯周組織変化

	圧下距離	支持歯槽骨高さ	1 年後の歯根吸収量
平均値±標準偏差	1.1±0.2mm	1.0±0.2mm	0.5±0.2mm

図 4-3 ▶ 挺出歯の圧下

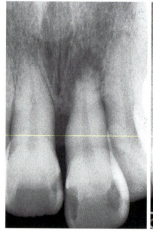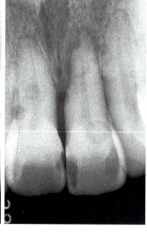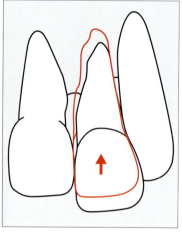

挺出した左側中切歯の初診時と移動後のデンタルエックス線写真および重ね合わせ図.

(2) 圧下

　挺出した前歯は，圧下させて咬合改善している．また，フレアーアウトした前歯もオーバーバイトをコントロールするために，弱い圧下力を加えることが多い．

　サルを用いた動物実験であるが，人工的に罹患させた歯周病歯に対して，歯周治療を行いながら圧下させた結果，0.7〜2.3mm の新付着および同等の歯槽骨レベルの増加を認めたという報告[1]がある（B. Melsen ら，1988）．付着レベルを調べる唯一の方法は組織学的方法である．人ではこの研究方法を用いることが不可能である．

　筆者は，MTM で圧下を行った歯周病歯 6 歯について，歯槽骨レベルの変化をエッ

図 4-4 ▶近心傾斜歯のアップライト

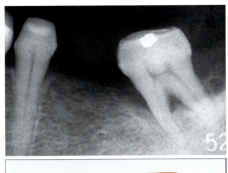
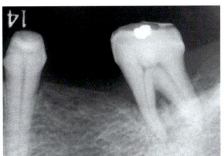
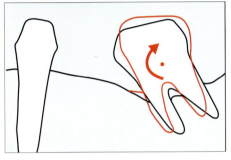

近心傾斜した下顎第二大臼歯の初診時と移動後のデンタルエックス線写真および重ね合わせ図.

クス線写真上で計測した[2]．その結果を**表4-1**に示す．約1mm圧下させた結果，支持歯槽骨が1mm増加した．その1年後には0.5mm歯根吸収を認めた．歯周ポケットの増加は認めなかった．したがって，歯槽骨は再生したと結論づけた．

図4-3は病的挺出した左側中切歯の初診時と移動後のデンタルエックス線写真および重ね合わせ図である．弱い圧下力を加えて矯正治療を行った．重ね合わせ図から，支持歯槽骨の増加を認める．

(3) 遠心へのトルク

アップライトスプリング（第6章で解説）を用いて遠心へのトルク＝回転モーメントを加えることにより，歯の直立化と近心根挺出による歯周ポケットの減少化が計れるので，歯周病歯の直立化には適している．**図4-4**は近心傾斜した下顎第二大臼歯の初診時とアップライト後のデンタルエックス線写真および重ね合わせ図である．回転中心はエナメル-セメント境付近にあるので，歯冠は遠心移動するが，歯根は近心移動している．近心根が挺出して新生骨を認める．

2．矯正力の大きさと作用分布

歯槽骨が減少した歯周病歯は，弱い力で少しずつ動かしたい．古い文献であるが，Schwarzは歯周靱帯の毛細血管圧（20～26g/cm^2）を使った弱い力での移動はもっとも安全であると結論づけている[3]．そして近年でも，Proffit[4]は彼の教科書の中で，「歯の矯正移動のために最適な力のレベルは歯周靱帯の血管を完全に閉塞せずに細胞活動を促進させるのに十分であることが望ましい」と述べている．

図 4-5 ▶ 力の作用分布

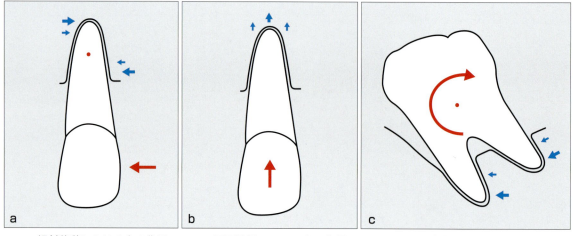

a：傾斜移動における力の作用分布．

b：圧下移動における力の作用分布．

c：トルク移動における力の作用分布．

　歯周病歯は，歯周靱帯の面積が減少しているので，それに応じた弱い矯正力が適切である．マルチブラケット装置と異なり，床装置によるMTMでは，作動部のエラスティックやスプリングにより生じる力の大きさを術者が任意にコントロールすることができる．エラスティックは輪の直径やゴム自体の太さ，そしてかける位置によって力の大きさ・方向を調整できる．スプリングもワイヤーの太さや長さ，ループの大きさによって力の大きさを調整できる．したがって，MTMでは弱い力での矯正治療が可能であり，それによって歯周病歯を安全に動かすことができる．

(1) 傾斜移動

　本書でのMTMは，そのほとんどが傾斜移動である．**図4-5-a**に示すように，傾斜移動の場合は回転中心部では圧迫・牽引は生じない．歯根全体に均一に力が加わる歯体移動と比べると，作用分布が少ないので弱い力で十分である．筆者は軽度～中度の歯周病歯の近遠心移動には0.4mmコバルトクロム矯正ワイヤーによるスプリングを用いている．1mm/1月以内の移動を行うので，作動範囲（アクティベートの距離）は1mm程度である．そうすると，初期の矯正力が30g程度であるが，移動してくると矯正力も減衰するので後半は力が弱まっている．

　歯槽骨吸収が著しく，動揺を有する重度の歯周病歯に対しては，もっと弱い力で移動している．その場合，線材料は不可能で，エラスティックを用いている．前歯の舌側移動も，主にエラスティックを用いて傾斜移動で行っている．エラスティックは力の減衰がスプリングよりは小さい．エラスティックのサイズ・太さは歯槽骨の吸収レベルに合わせて選択している．

　高度な歯周病歯では，弱い矯正力を用いるべきである．力の大きさをコントロールできるのが床矯正装置のメリットである．弱い矯正力で歯が動かないことはないし，

図4-6 ▶ 下顎前歯叢生の症例（66歳男性）

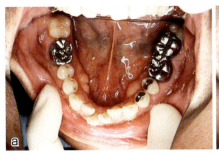
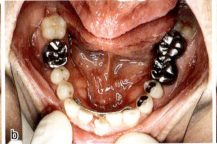
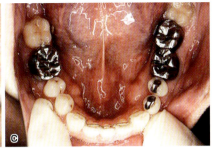

a：初診時．　　　　　　　b：$\overline{1}$抜歯後，$\overline{1}$牽引時．　　　　　　c：保定時．

痛みを訴えることもない．異常な歯根吸収もない．

（2）圧下

図4-5-bに示すように圧下移動の場合は，根尖部の小さな面積に矯正力が集中するため，弱い力を用いるべきである．筆者はエラスティックを用いて弱い矯正力を使用している．強い力を加えると歯根吸収を起こすので，無理をしないようにしている．圧下距離は1mm程度を予定している．それで足りない場合は，切縁の削合で整えることが賢明だと考える．

（3）遠心へのトルク

回転モーメントを用いると，力の作用分布は図4-5-cのように根尖に比べて歯槽骨頂には小さな力が作用するので，傾斜移動と同じ程度の弱い力を用いている．そうすると歯の移動中に異常な動揺を示すことはないし，患者が痛みを訴えることもない．

3．固定源（力の反作用に耐える抵抗源）

床装置やリンガルアーチを用いて弱い力で1，2歯の移動を行うのであれば，他歯が動くことはない．床装置やリンガルアーチ自体が固定源である．不安であれば，床部分を大きくしたり，他歯との接触を多くすることで固定源を増すことができる．

しかし，もっとも大切なのは矯正力が強すぎないことである．たとえば，6前歯を後退させるのに強い力のエラスティックをかければ，固定源の臼歯も動いてしまう．合力が大きくなるので，同じ方向へのスプリングもなるべく複数を用いないようにしている．弱い力を用いるメリットは，移動歯を痛めないことのほかに，他の歯を動かさないことである．歯周病歯は弱い力で動くので，その特性を生かすべきである．

一方，セクショナルブラケット（部分的に用いるマルチブラケット）でMTMを行う場合は，固定源が必要になる．下顎前歯の叢生では，歯軸のコントロールが必要になるのでセクショナルブラケットを用いている．その場合，$\overline{3+3}$舌側ワイヤーを固定源に用いることがある．これは装着が簡単で，効果が高い．

図4-6は66歳男性の $\overline{3\mid3}$ 舌側固定ワイヤー＋セクショナルブラケットによる治療例である．$\overline{1}$抜歯後に，$\overline{3\mid3}$ 舌側ワイヤーを固定源として $\overline{1}$ の移動を行った（b）．cは，.0175インチのコアキシャルワイヤーで $\overline{3\mid3}$ の舌側固定をした状態である．

Ⅳ　歯周病患者へのMTMの進め方

1．MTM開始時の条件

歯周病がコントロールされていない状態での矯正治療は避けなければならない．歯周病が悪化する可能性があるからである．歯周病のコントロールがある程度の期間を経て安定している状態が理想的だと考えられる．

2．MTMのモチベーション

最初のカウンセリングにおいて，似通った症状の治療例を供覧しながら矯正治療の実際を説明することは，患者にとって理解しやすく，動機付けになる．筆者は症状が類似していて，同じ性別，同じ年代の症例を選んで説明している．1例だけではなく，さらにもう1例を供覧することができれば，説得力は増すであろう．筆者は，供覧症例をパワーポイントのファイルにして保存している．症状別にまとめているので，その中から類似性の高い症例を選ぶことができる．

前述の通り歯周病患者におけるMTMの大切な意義は，アンチエイジングだと考えている．長期観察例を用いて，MTMの効果とその後の保定・固定における良好な経過をみせながら，動的治療とその後のメインテナンスの動機付けを一緒に行っている．料金説明も含めてカウンセリング時に行った説明は，後日行う診断時の最終決定と矛盾しないように記録しておくべきである．十分に時間をかけて丁寧に説明するよう心がけている．

なお筆者は，プレゼンテーション用に床装置が装着された顎模型とリンガルアーチ装置が装着された顎模型を用意している．それらを患者にみせると驚かれることが多い．患者はマルチブラケット装置を想像しているからである．床装置は可撤式の簡単な構造であるし，リンガルアーチは固定式であるが簡単な目立たない装置なので，それらの模型をみせることがモチベーションになることが少なくない．特に職業を有している中高年男性にとっては，マルチブラケット装置は受け入れがたいが，床装置あるいはリンガルアーチ装置ならば受け入れてくれることがある．

3．検査項目

MTMといっても，上下顎の複数歯を移動する場合や，1本のみの移動のこともあり多様である．したがって，検査項目は施術歯数により必要な項目を選択すべきであ

る．すべての症例において共通な資料は，スタディーモデル，パノラマエックス線写真，該当歯のデンタルエックス線写真，口腔内写真（正側面と上下歯列）であり，下顎運動や顎関節の診査，咀嚼筋の診査も行っている．歯の位置は，舌圧および口唇圧の影響を受けるので，それらの習癖に対する診査も必要である．たとえ１歯のみのMTMであってもこれらの検査はすべて行っている．

下顎位に不安がある場合，顎機能異常がある場合，臼歯部咬合を治療する場合には，シューラー法の顎関節規格エックス線写真を撮影している．移動歯が多くなれば，セファロ撮影を行うことがある．セファロ分析を行うと，顎顔面形態および前歯歯軸および咬合平面角が評価できるので，診断・治療方針の決定において役に立つ．この場合，治療後にもセファロ分析を行うことにより，治療前・治療後を比較できる．

4．診断

矯正診断とは，症状を的確に表すことだけではなくて，広くは治療計画，さらには予後の判定をも含む．筆者は通常，採取した資料を精査して治療計画をまとめるために，検査から２週間後に診断を行っている．診断では，使用する装置や治療の進め方，MTM後の保定や補綴処置による固定を丁寧に説明する必要がある．後で話が食い違わないように，説明内容を明文化して患者に渡している．同意後に，装置の印象採得を行い，次回から開始することにしている．

5．治療中の管理

動的治療中の矯正治療の頻度は１回／１月で行っている．これは子供や若い成人と同じ頻度である．歯周病歯，特に歯槽骨の吸収が大きい歯は移動しやすいが，安全な移動の目安は１mm以下／１月である．頻繁に調節しすぎてダメージを与えることは避けたい．焦らず時間をかけて移動したい．

治療中もときどきデンタルエックス線写真撮影を行って，歯槽骨の状態を確認したい．牽引側の歯根膜腔が過度に開大している場合は，いったん矯正力を取り除くべきである．この場合の注意点は，移動歯が元の位置にもどらないように配慮することである．舌側に移動した歯に対して床装置の唇側線をフィットするように調整したり，近遠心的に移動した歯に対して，唇側線に直径 0.4mm あるいは 0.5mm の矯正線によるフックを鑞着し，ストッパーとして後戻りを防ぐことができる．

また，歯の移動中に対合歯との咬頭干渉によるダメージを受けないようにしなければならない．これは非常に大切なことであり，決して見落としてはならない．

通常，カーボランダムポイントで干渉部位を削合している．大きな削合を要する場合は，対合歯を抜髄して咬頭を削合することもある．そのような大きな咬頭干渉は術

前に予想されるので，紹介元の担当歯科医にあらかじめ処置を依頼している．

　これはいうまでもないが，矯正歯科治療中の口腔衛生管理は徹底して行わなければならない．当院では毎回PMTCを行っている．

6．保定とメインテナンス

　床装置を用いて矯正歯科治療を行った場合は，少し調整を加えればそのままリテーナーとして使用することが可能なので便利である．重度の歯周病歯の場合，保定装置は舌側ワイヤー固定と可撤式リテーナーとの併用が多い．軽度の場合は可撤式リテーナーのみが多い．

　初めの1年くらいはリテーナーのフルタイム使用を指示することが多い．その後は夜間就寝時の使用を続けることを指示している．大臼歯のアップライトの場合，ブリッジが装着されれば固定になるので，通常，矯正治療のメインテナンスは終了する．

第5章
歯周炎とMTM治療導入へのモチベーション

池田雅彦

Ⅰ 歯周炎とMTMの治療導入に成功するためには？
Ⅱ IPシステム（イニシャルプレパレーションシステム）

I 歯周炎とMTMの治療導入に成功するためには？

歯周炎の治療には患者へのモチベーションが重要で，モチベーションの成功なくして歯周治療の成功はない．同様に，MTMの治療に関してもモチベーションが重要である．歯周炎でMTMの治療が必要とされる場合は，長期の治療期間が必要な歯周炎の治療に加えてMTMを行うため，MTMへの患者のモチベーションがなければ治療は成功しない．

たとえどんなに術者がMTM治療を必要と判断してMTMを患者に勧めても，患者自身が本当に「自分の口腔の健康の確立と維持のためには歯周炎とMTMの治療が必要である」と強く思わない限りは，MTMを行うことに患者は同意しない．また，前歯のフレアーアウトや叢生等を起こしている歯周炎では，MTMなくしては予後良好な治療結果を得ることはできないが，医療側が歯周炎の治療にはMTMが不可欠であることを理解していないと，MTM治療の導入に成功できない．

このように，歯周炎の治療とMTMの治療の成功には患者自身の治療への積極的な参加が不可欠である．そのためには，医療側は患者にどのようにアプローチしていけばよいのであろうか．

歯周炎とMTMの治療導入へのモチベーションには，患者に歯周炎とMTMの必要性を詳細に説明したり，説得をしたり，脅かすことなどをしても，なかなか成功できない．成功するためには患者の本心を知ることが重要である．

本章では，われわれが行っている患者の本心を知ることを基本に置いたモチベーションの方法であるIPシステム（イニシャルプレパレーションシステム）について，その進め方を具体的に述べていく．

II IPシステム（イニシャルプレパレーションシステム）

1. IPシステムとは？

IPシステムとは，患者自身が口腔の健康の重要性を理解し，口腔の健康を獲得・維持・増進していくにはどうしたらよいかを私たち診療側と一緒に考え，実際に行動を起こし，生涯にわたり行っていこうとするための，患者とわれわれ診療側がIT以降の本格的な治療の前に行う準備である（図5-1・図5-2）．

IPは，本格的な治療を行う前に行う．通常，応急処置が必要であれば応急処置が終了した後から，応急処置が必要でなければ初診時から開始する．IPは第1ステップと第2ステップに分けて行うが（図5-3），まず，患者が自分の口腔の健康についてどのように考えているか，また医療に対して何を期待しているかなど，本心を聞くことから始める．

図 5-1 ▶ 歯周治療を進める4つのフェーズ

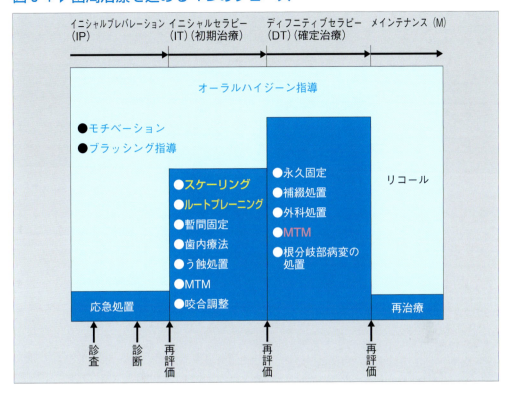

図 5-2 ▶

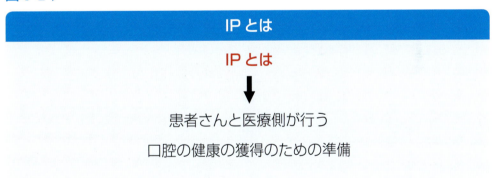

図 5-3 ▶

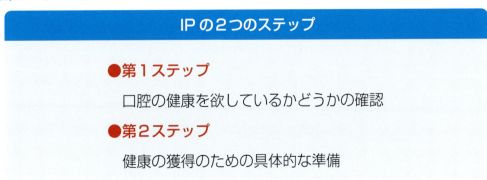

図 5-4 ▶

第 1 ステップのポイント
① 患者さん自身の健康観についての本心を聞く（口腔の健康を欲しているかどうかの確認） ② TBI を行ってもらうための説明や説得などはしない ＊いきなりブラッシングの話をしない

2．IPシステムの進め方

(1) 第 1 ステップ

　第1ステップでは，患者自身が口腔の健康をどのように考えているのか，また患者自身が口腔の健康を欲しているのかどうかの"患者自身の本心"を聞くことから始める（**図5-4**）．

　口腔の健康についての患者の考え方は，千差万別である．ある患者は「現在の歯の痛みのみを治せば健康である」と考えているし，別の患者は「むし歯のために黒くなっている歯に治療すれば健康になる」と考えている．また，「痛みもなく，快適に嚙むことができて，一生快適に過ごしたい」と考えている患者もいる．

　それぞれの患者の本心を聞くためには，カウンセリング的な手法を使用して会話を行う（**図5-5**）．カウンセリング的な手法を取り入れた方法は，こちらからいいたいことや説明したいことを一方的にしゃべるのではなく，患者の口腔の健康についての考え方や口腔の健康をどのようにしていきたいかの本心を聞く方法である．

　この第1ステップでの大きな目標は，患者自身が口腔の健康を欲しているのかどうかの確認である．ブラッシングに熱心でない患者は，口腔の健康を欲していないのであろうか．ブラッシングに熱心でない患者も「口腔の健康なんていらない」と考えている訳ではないし，タバコを吸う人間も「肺がんになりたい」とは考えていない．どんな生活をしていても，健康をいらないと考えている人間はいないのである．

　その人間の健康への考え方の本質を理解した上で，患者自身が口腔の健康を欲しているのかどうかの確認をする．「患者自身が自身の口腔の健康を得る」という目標のためには，医療側と患者とが共同の行動をすることを確認する．医療側が病を治すのではなく，患者自身の「健康を確立したい」という望みのために，医療側も存在していることを患者に理解させる．

　このIPの第1ステップは，いつ行うと効果が高いのであろうか．行う時期は，応

図5-5 ▶

カウンセリング的な対応
① 患者さんの態度などをよく観察する
② 患者さんから話を正確に聞き，理解する
③ できるだけオープンな質問をする
④ 患者さんの答えを待つ
⑤ 患者さんの反応にむやみに同意したり，肯定したりしない

急処置がなければ初診時から始める．応急処置あれば，初診が終わったすぐ後の比較的初診に近い時期がよい．

　基本的には治療と並行しては行わない．その理由は，治療と並行していると患者は治療を優先していると思いがちであり，患者の気持ちも治療優先になってしまいがちになる．患者は本能的に医療側がなにを第一優先にしているかを感じとるものである．医療側が治療を優先して患者の健康に関する話し合いに多くの時間をとらないでいると，医療側がいくらプラークコントロールなどが重要と話しても，「治療のほうが自身の健康を得る上で第一優先となる大切なことである」と考えてしまう．

　患者の本心を聞く過程は，治療と同等かそれ以上に重要である．患者は「歯が痛いから治療してください」「歯がグラグラしているからその治療をしてください」「冠や入れ歯を入れてください」など，歯科医師に自身の問題を何とかして欲しくて歯科医院に来院する．しかし「歯科医に自身の悩みを何とかしてもらおう」という考え方から，治療の主体は患者自身にあり，「自分が治療の中心であり，主役である．医療側は自分の"口腔の健康を得たい"という考え方の協力者である」という**患者の考え方の180度の転換**をさせることに成功しなければ，モチベーションは成功しない．すなわち，患者の治療への参加と医療側の治療とがあって，はじめて患者の望みである口腔の健康を得ることができることを理解させる．

　MTM治療のモチベーションを行う際も同様で，医療側が「あなたが口腔の健康を得たいのであれば，MTMは必要である」と思わせるモチベーションが成功しなければ，MTM治療の成功はあり得ない．従来のように，「治療の主役は医療側である」と患者が考えていては，歯周病治療やMTMの成功はない．

　この第1ステップは，通常2週間から数カ月ぐらい必要である．患者が口腔の健康を本当に欲しているかどうかを確認することが，この第1ステップの重要な目的である．われわれ医療側は，患者の欲している口腔の健康の獲得・維持・増進の達成を援

図 5-6 ▶

第2ステップのポイント
① 治療の主体を患者さんに
② 患者さんに**治療の分担**を理解してもらう
③ 患者さん自身で口腔内の改善を体験してもらう

助するために存在していることを患者に理解させ，患者は自身が欲している口腔の健康の獲得・維持・増進のためには，患者自身のプラークコントロール，MTM治療への参加が必要であることを理解することは，必須である．

(2) 第2ステップ

第1ステップが成功すると，「患者自身が口腔の健康を欲している」ことを患者と医療側がお互いに確認することとなる．では，以後「口腔の健康を欲している」患者とどのように治療を進めていけばよいのだろうか．それについて患者とともに考え，どのように行動していけばよいのかを決めるのが第2ステップである（**図5-6**）．

まず，う蝕や歯周病，歯の移動など口腔の健康が損なわれている部位を患者とわれわれ医療側がともに確認する．硬組織に関しては「この歯とこの歯はう蝕に罹患している」，軟組織に関しては「この部位に炎症があり，歯肉炎や歯周病に罹患している」，また「この部位に歯周ポケットがあり，歯周病に罹患している」「歯の移動状態の問題点がある」などとお互いが確認する．硬組織と軟組織の両方に問題があるケースでは，両組織の罹患程度を指摘して罹患の程度を確認し，また歯の移動があるケースでは，歯の移動が口腔の健康にどのように問題なのかを患者とともに確認する．

次に第1ステップで確認した患者の望みである「口腔の健康の獲得・維持・増進」を実現するためには，患者とわれわれ医療側がどのようにすればよいかを患者と話し合う．まず患者の望みである「口腔の健康の獲得と増進」のために何を行っていくか，行っていく患者と医療側の役割分担について話し合う．患者の分担は，プラークコントロールの実行や，自身の健康の獲得・維持・増進のための行動（ブラキシズムのコントロール，禁煙，シュガーコントロールなど）を起こすこと，またMTMの治療への協力を約束することである．医療側は，患者へ口腔の健康の獲得・維持・増進のための知識や，技術・方法などを提供する．われわれ医療側は，患者のできない根の治療や冠を入れること，義歯を作ること，MTMの装置を作製することなどで治療を行う．医療側と患者で片方の役割を果たすだけでは，患者の望みである「口腔の健康の

図 5-7 ▶

IP の成功の確認手段

① 体験で口腔内がよい方向に向かっていることを自覚
② 生活の中でブラッシングが実践されている
③ 知識の増加
④ ブラッシングなどのテクニックをマスターしている
⑤ 患者さんと医療側との間に信頼関係が芽生えている（ラポールの確立）

図 5-8 ▶

MTM 導入へのモチベーションの成功のポイント

① 医療側と患者さんが歯周治療の成功における MTM の重要性を理解している
② カウンセリング的な対応ができる
③ IP の成功
④ 医療への情熱

獲得と増進」は達成はできない．患者と医療側の両方の役割が果たせてはじめて，患者の望みである「口腔の健康の獲得と増進」が達成できることを患者に理解させる．

　口腔の健康のために患者自身の役割が重要であることを理解させるには，実際に歯ブラシのみを用いて患者が自分自身で歯面からデンタルプラークを除去することにより，口腔内が改善され，自身によって自身の口腔の健康に寄与できることを実感させることが重要なポイントとなる．普通の歯ブラシによるブラッシングのみで歯肉の腫れが減少し，出血・排膿が少なくなった，口の中のネバネバがなくなった，歯の動揺が減少したなどを自身が実体験することで，自身の治療への参加の重要性を感じさせる．

　患者が，自身が治療に参加することによって自身の役割の重要性を認識することが大切なのである（**図5-7・図5-8**）．プラークコントロールやMTMの治療を行う際に，患者の参加が必要であると理解させることに成功すれば，その後の歯周病やMTMへの積極的な治療もスムーズにいくと思われる．

第6章

床矯正装置

大出博司

Ⅰ　歯周病歯のMTMにおける床矯正装置の特徴
Ⅱ　床矯正装置の構造
Ⅲ　床矯正装置の製作

I 歯周病歯のMTMにおける床矯正装置の特徴

自院でMTMを行った歯周病患者100名に使用した矯正装置の大半（81％）が，床矯正装置であった（31頁・図2-13参照）．その理由は，歯周病歯の移動に適しているからであるが，具体的には以下の事柄が挙げられる．

① 支持組織が脆弱な歯周病歯で，マルチブラケット装置による矯正力では大きすぎる場合も，床矯正装置により弱い適切な矯正力で安全に移動することができる．床矯正装置は，装置の本体に付加したスプリングとエラスティックによって，矯正力の大きさを術者が任意にコントロールできる．10gに満たない弱い持続的な矯正力を用いることができる．マルチブラケット装置ではそれができない．

② 重症な歯周病罹患歯は，ブラケットをワイヤーに結紮することさえ困難である．まして，通常のブラケット撤去操作は不可能である．加わる外力が大きすぎるので，外傷を引き起こすし，抜けかねない．

③ 欠損歯が多くて固定源が得難い症例においても，床矯正装置では床と唇側誘導線が固定源となり安定する．該当歯以外の動かしたくない歯を守ることができる．

④ 必要があれば人工歯を付与することができる．人工歯を付けると部分床義歯のようになり，機能的にも向上するので，患者の協力が得やすい．

⑤ 移動後に保定床として用いることも可能である．

⑥ 可撤式なので，患者は装置を外して刷掃でき，固定式装置よりも衛生的である．子供と異なり，装置を指示どおりに使わないということはない．

床矯正装置の欠点は，作製にワイヤーとレジン床の手間のかかる技工操作を要することであろう．設計が複雑なこともある．しかし，適切に製作すれば，チェアーサイドでの調整にあまり時間がかかることはないという利点を有している．

II 床矯正装置の構造

本書の床矯正装置の基本構成は，ホーレーのリテーナー（**図6-1**）である．基本構成を適切にモディファイして，さらにエラスティックやスプリングを付加することにより，床矯正装置（active plate）となる[1]が，次の構成要素からできている．

1. 基本構成

(1) 唇側誘導線

リテーナーの唇側誘導線は前歯を保定する役割であるが，床矯正装置では，エラスティックをかけたり，スプリングを鑞着する主線となる．また，臼歯の移動の場合は固定源となるし，装置が安定する．安定するので装置を維持する役割にもなる．太さ

図6-1 ▶ホーレーのリテーナー（床矯正装置の基本形）

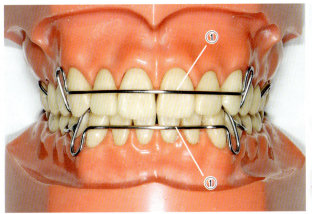
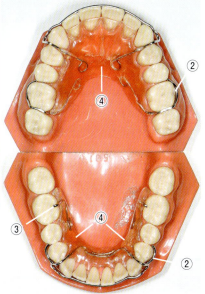

①：唇側誘導線，②：クラスプ，③：レスト，④：床．

0.9mmのステンレスワイヤーを用いる．しかし，審美性の理由からこの唇側誘導線を付加しないこともある．

(2) クラスプ

歯冠の萌出が浅い若年者では，保持力の強いアダムスクラスプを用いることが多いが，中高年の場合は歯頸部のアンダーカットを十分に利用できるので，0.9mmステンレスワイヤーによる単純鉤を使用することがほとんどである．作製も容易である．

クラスプの部位（鉤歯）は，上顎では第一大臼歯を第一の選択肢としているが，第一大臼歯を移動させるために第二大臼歯にする場合や，小臼歯が適切な場合もある．下顎は，第一大臼歯にレストを置いて，クラスプは唇側線に鑞着するので，鉤歯が第一小臼歯になることが多い．人工歯がなければ咬合力が加わらないが，それでも少なからず負担がかかるので，鉤歯の選択は慎重に行っている．エックス線写真で歯槽骨の状態を確認してから良好な歯を選んでいる．歯槽骨吸収が進んだ歯は鉤歯として不適切であるが，他に鉤歯として適切な歯が存在しないことがある．その場合は，スーパーボンドで連結された歯を鉤歯にしている．

(3) レスト

上顎は，床装置に人工歯を付加しない場合，レストを付与しないことが多い．口蓋床があることで装置は十分安定する．下顎は床の沈み込み防止のために，人工歯がなくてもレストを付けることが多い．

(4) 床

床の作用は，

① 装置の土台と作動部の保持

図6-2 ▶ 石膏模型が可撤式の咬合器

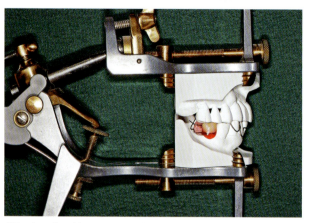

6̲に人工歯を付けるために咬合器にマウントした．咬合器にしっかり把持するために，模型は台付きで作製するとよい．

図6-3 ▶ エラスティックの張力

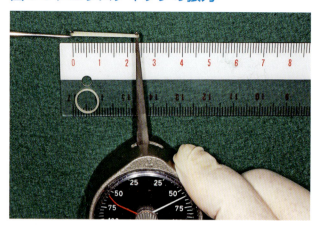

直径が5/16インチ（約8mm）のライトエラスティックが3倍に伸ばされると，2オンス（約60g）の張力が生じる．

 ② 歯の誘導の役割
 ③ 歯および粘膜を利用した固定源

である．リテーナーと同様に装着感を重視して薄く仕上げている．

　床の基本デザインは，**図6-1**のように後方は上下ともに第一大臼歯遠心であり，前方は前歯の舌面を少し覆うこととしている．全部床義歯のように吸着面積を大きくする必要はない．装着感を重視している．

　上顎の口蓋部は小臼歯までU字型にくり抜いている．下顎の床も幅広くする必要はないが，強度が保てるようにする．歯に接する床縁および口蓋部・舌側の床縁は，違和感がないように薄く仕上げている．床の中央部の厚さは，1.0mm程度である．ワイヤーを覆う維持部分は，ワイヤーが露出しないように床を厚くするので1.5mm以上は必要である．その部分だけ厚くなったとしても問題はない．

（5）人工歯

　欠損歯の部分に人工歯を付加することが少なくない．人工歯を利用して咬合挙上することができるし，人工歯を咬合させて移動中の歯の咬合負担を軽減することができる．人工歯を付加する場合は，対合の模型を作製して咬合器にマウントすべきである．筆者は石膏模型が可撤式の簡易な咬合器を用いている（**図6-2**）．

2．作動部

（1）エラスティック

　エラスティックは，かけ方によっては弱い矯正力を生じさせることができるので，進行した歯周病歯に対しては大変有効であり，使用頻度が高い．第2章で示した歯周病矯正患者100名のうち44名は前歯フレアーアウトか前歯挺出であったが，それらに

図6-4 ▶使用頻度の高いエラスティック

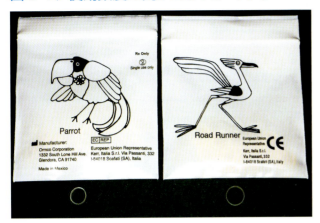

左が5/16インチ（2オンス），右が3/8インチ（2オンス）のエラスティックである（オームコ社製）．これらの使用頻度が高い．

図6-5 ▶エラスティックをかけた状態

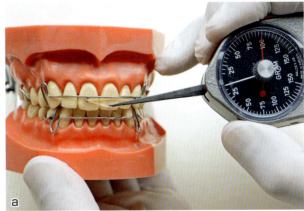

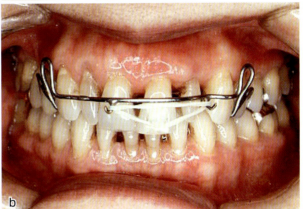

a：真鍮線フックにエラスティックをかけた状態．秤の針は約10gを示している．
b：実際の症例である．1｜に10gの圧下力が加わっている．

用いた作動部はすべてエラスティックであった．臼歯部の移動もエラスティックを用いることができるが，奥のほうはかけづらいので不向きなことが多い．

エラスティックは，強さと大きさから選べる．強さはライト：2オンス（60g）〜EXヘビー：6オンス（170g）まで5段階，大きさは直径が1/8インチ（3.18mm）〜5/8インチ（15.9mm）までの8段階からなる．この直径が3倍に伸ばされると，表示の力が発揮される（**図6-3**）．歯周病歯に対しては最も弱いライト（2オンス）で十分である．強いエラスティックは用いるべきではない．図6-4は5/16インチ（2オンス）と3/8インチ（2オンス）のパックである（オームコ社製）．

(2) 真鍮線フック

前歯の舌側移動や圧下のためには，エラスティックを唇側誘導線に鑞着した真鍮線フックにかけて使用する．フックは唇側誘導線の切縁寄りに鑞着することが多い．**図6-5-a**は模型上で，bは患者に1｜圧下のためのエラスティックをフックにかけた状態である．エラスティックのサイズは3/8インチ・2オンスである．10gの弱い圧下力が生じている．

真鍮線フックの鑞着に用いるガスバーナーは，圧縮空気を用いる矯正用ガスバー

図6-6 ▶ ガスバーナー

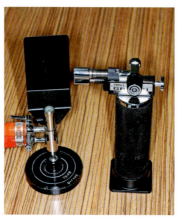

矯正用ガスバーナー（写真左）と
卓上ガスバーナー（写真右）

図6-7 ▶ フラックス，銀鑞，真鍮線

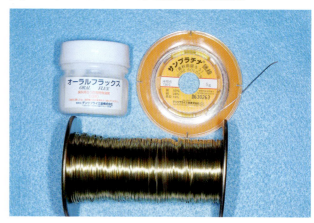

フラックスと銀鑞（デンツプライ三金社製），真鍮線（Unitek社製）

図6-8 ▶ 真鍮線フックの鑞着

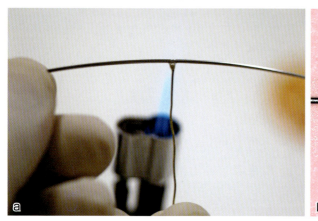
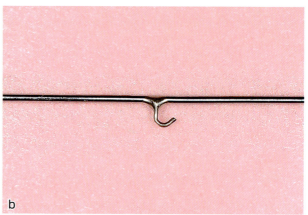

a：真鍮線フック鑞着，b：完成した状態．この図では加工前のワイヤーに真鍮線を鑞着したが，臨床では完成した床装置に鑞着することが多い．

ナーと自然吸気の簡便な卓上バーナーがあるが，どちらでも可能である（**図6-6**）．ほかに，酸化膜防止のフラックスと銀鑞および真鍮線が必要である（**図6-7**）．

フックの鑞着は，先に真鍮線の先端に鑞球を作ると容易である．次に唇側誘導線に真鍮線を鑞着する．取り付け位置に真鍮線を接した状態で火炎に近づけると簡単である．左右の指先を合わせたり，テーブルに両肘を置いたりして，唇側誘導線と真鍮線との位置関係を保持することができる（**図6-8-a**）．

(3) スプリング

スプリングを製作するためのワイヤーは，コバルトクロムワイヤー（サンプラチナ矯正線：デンツプライ三金）の0.4mmと0.6mm，および.016×.022インチのステンレスレクタンギュラーワイヤー（ツルクロム：ロッキーマウンテンモリタ）を用いている（**図6-9**）．それぞれ使用頻度の高いデザインを解説する．

図 6-9 ▶ 床矯正装置に用いる各種ワイヤー

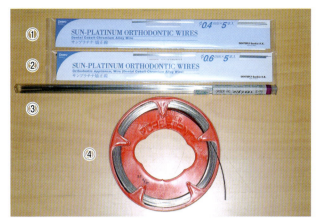

①：誘導線巻き込み式スプリングに用いる0.4mmサンプラチナ矯正線，②：ユニット型スプリングに用いる0.6mmサンプラチナ矯正線，③：アップライトスプリングに用いる.016×.022インチステンレスレクタンギュラーワイヤー，④：唇側誘導線とクラスプに用いる0.9mmステンレスワイヤー．

図 6-10 ▶ 誘導線巻き込み式スプリング

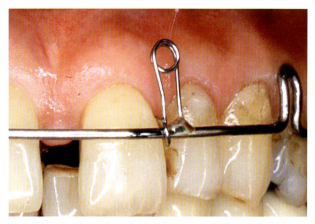

誘導線巻き込み式スプリングによる正中離開の改善例．

図 6-11 ▶ 誘導線巻き込み式スプリングの製作

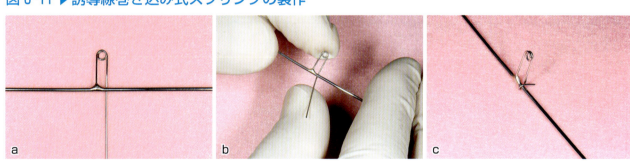

a：誘導線に0.4mmサンプラチナ矯正線を鑞着してバーティカルヘリカルループを作製する，b：次に指あるいはプライヤーで誘導線に1回転巻き付ける，c：完成した状態．

① 0.4mmワイヤーによる誘導線巻き込み式スプリング

　細いワイヤーなので，弱い矯正力で持続的に矯正力を加えることができる．**図6-10**のケースのように，前歯の近遠心移動に適している．しかし，0.4mmワイヤーは変形しやすいという欠点を有する．変形した場合は正常な矯正力が働かないので治療が遅れる原因となるし，予定外の力が加わり歯にダメージを与えかねない．また，破損・脱落する危険性がある．したがって，この細いワイヤーをサポートなしの片持ち梁（cantilever）で用いることは避けるべきである．

　0.4mmワイヤーの場合は，スプリングの保護と誘導を兼ねて，誘導線巻き込み式スプリングを用いている．これは，太い0.9mmの唇側誘導線に1回転巻き込んであるので，作用方向が安定するし，巻き込むことによって唇側誘導線に保護されているので，変形や破損を防ぐことができる．屈曲にはライトワイヤープライヤーが適している．製作方法を**図6-11**に示す．

図 6-12 ▶遠心移動と唇側移動のスプリング

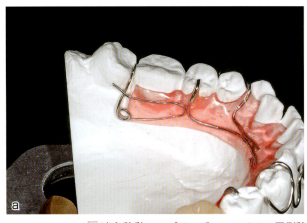
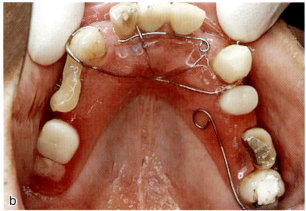

a：<u>7</u> 遠心移動のスプリング，b：<u>2 1|1</u> 唇側移動のスプリング．どちらも，ガイド部のワイヤーが作動部のワイヤーを押さえることにより矯正力の作用が安定する．

図 6-13 ▶アップライトスプリング

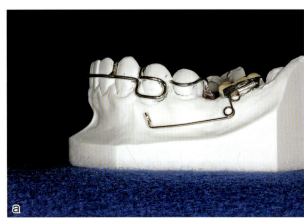
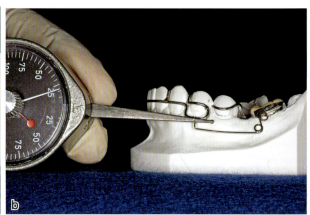

bのようにスプリングを唇側誘導線にかけると，回転モーメントが歯に作用される．約25gの力が加わっている．

② 0.6mmワイヤーを用いたユニット型スプリング

スプリングとしてはやや太いワイヤーに属する．これは主に臼歯の頰側移動，近・遠心移動に用いるが，前歯に用いることもある．屈曲にはスナブノーズプライヤーあるいはバードビークプライヤーを用いる．切断時はハードワイヤーカッターを用いる．

このスプリングは，図6-12のように歯に作用する作動部のワイヤーと，それを押さえるガイドのワイヤーおよび床に入ってスプリングを維持する部分のユニット構造からなっている．ガイドワイヤーに保護・誘導されてスムーズに動くスプリングは，安定した矯正力を生じることができる．調整も容易である．ただし，必要に応じて片持ち梁（cantilever）で使用することもある．

③ レクタンギュラーワイヤーを用いたアップライトスプリング

このスプリングは，近心傾斜した歯に回転モーメントが加わるのでアップライトのために有効である[2,3]．図6-13のように，ヘリカルループに結紮線を通してバッカル

チューブに結紮する．床装置の唇側誘導線にかけて矯正力を加える．ステンレスの.016×.022 インチのレクタンギュラーワイヤーを用いている．

III　床矯正装置の製作

床矯正装置の基本構成部の製作は，リテーナーと同じである．基本構成部の製作について，7|7 アップライトのための下顎床装置を例に，順を追って解説する．

(1) 作業模型の製作

印象はアルジネート印象材を，模型には普通石膏を用いている．精度・強度ともにそれらで十分である．製作の邪魔になるので，余剰部分は石膏鉗子でトリミングする．

(2) 設計（外形線の記入とアンダーカットのブロックアウト）

床矯正装置の基本形は Hawley のリテーナーであるが，個々の歯列の状態や移動計画に応じてモディファイしなければならない．その都度，適切な設計が必要である．

設計時は，スタディーモデルで咬合状態をチェックしながら行っている．パノラマエックス線写真も，クラスプやレストの設計時に必要になる．歯根・歯槽骨を確認して，弱い歯を鉤歯にすることを避けている．設計は模型に直接鉛筆で記入している（**図6-14**）．床部分だけではなく唇側線，クラスプ，レスト，作動部分であるスプリングとゴムをかけるフックも記入する．スタディーモデルで移動方向・移動量を確認しながら設計する必要がある．

設計後に，パラフィンワックスでアンダーカットのブロックアウトを行う．これを

図 6-14 ▶作業模型へ設計を記入

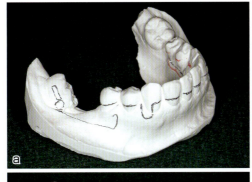
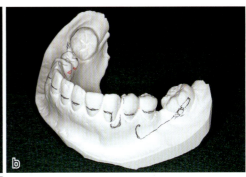
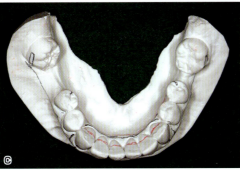

a・b：ワイヤーを鉛筆で記入した．スプリングも記入しておくと，屈曲するときに便利である．
c：床は赤で記入した．3+3 舌側を1/3程度覆うことでレストと固定源の役割を果たす．

図6-15 ▶アンダーカットのブロックアウト

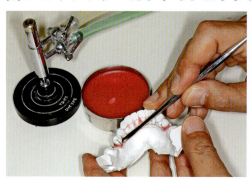

しないとレジン重合後，装置を作業模型から外すときに装置や模型をこわしてしまう．また，適切なブロックアウトを行うことで，装置のチェアーサイドでの調整が少なくできる．鼓形空隙のブロックアウトは，**図6-15**に示すように小型のスパチュラが便利である．

(3) 唇側誘導線

唇側誘導線には0.9mmステンレスワイヤーを用いる．製作時のチェックポイントは，

① 犬歯〜犬歯の歯がそれぞれ誘導線に接していること．ただし，唇側移動する前歯に対しては，移動距離に応じて唇側線から離すこと．上下的な位置は歯冠中央が妥当であるが，審美的な理由から，なるべくみえないように歯頸部寄りにすることが多い．

② バーチカルループは近遠心的に犬歯の中央から立ち上げることにより，犬歯と誘導線との接触を確保する．バーチカルループは，唇側線から大きな矯正力が加わらないよう緩衝の役割を果たす．また，ループをプライヤーで開閉することにより唇舌的な調整を行うことが可能である．

③ 屈曲は1カ所ずつ確実に行って適合させていかないと，精度の高い誘導線ができない．屈曲の位置や方向を正確に行わなければならない．

である．**図6-16**に屈曲の手順を示す．

(4) 頰側線

$\overline{54|45}$の頰側線を唇側誘導線に鑞着した．これは$\overline{7|7}$アップライトのスプリングを引っかけるためである．

(5) クラスプ

本装置はクラスプを付けなかった．$\overline{54|45}$の頰側ワイヤーにかけるスプリングが装置を下方に押すので，クラスプで維持する必要がないためである．

(6) レスト

上顎は，床がレストの役割を果たすので，レストを必要としないことがほとんどで

図6-16 ▶唇側誘導線の屈曲

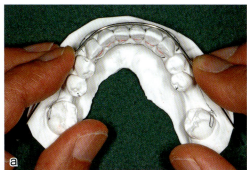
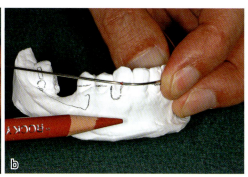

a：まず前歯の唇面に添ってアーチ状に屈曲する．その後，ループ→舌側の順に屈曲する．

b：ループの屈曲部をマーカーペンシルでマーキングする．

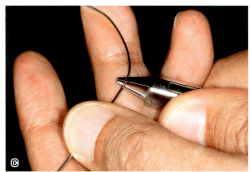
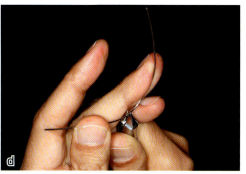

c：マークの直前をプライヤーで把持すると，マークが屈曲部になる．バードビークプライヤーを使用している．

d：曲線のワイヤーを屈曲する場合は，ワイヤーが回転しやすい．回転を防いで正確に屈曲するために左手中指で押さえている．なお，ワイヤーに傷がつかないようにプライヤーの嘴の丸側に向かって屈曲する．

図6-17 ▶ワイヤー部分の完成

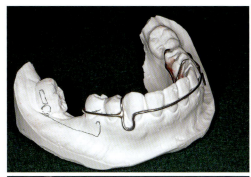
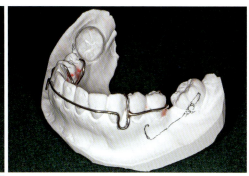
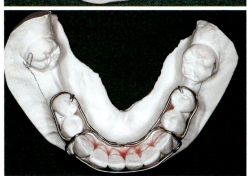

ワイヤー屈曲と鑞着が終了した状態である．5|5遠心にレストが鑞着されている．

図 6-18 ▶床の製作手順

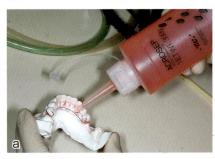

a：レジン分離材（ジーシー社ACROSEP）を適量塗布すると，気泡が入りづらく，レジン面が滑沢になる．

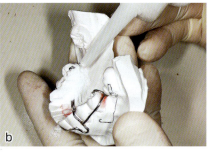

b・c：まず，片方の臼歯部をふりかけ法でレジン築盛する．その後，前歯部→反対の臼歯部の順に築盛している．

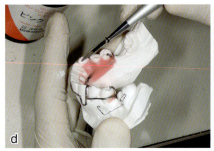

d：エバンスで余剰部分を除去して成形すると削合・研磨が少なく済む．

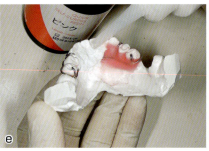
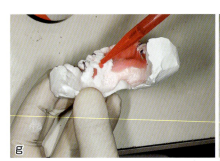

e・f：前歯部の築盛を行っているところ．

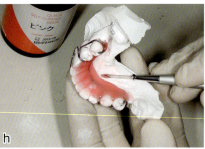
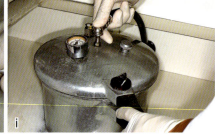

g・h：反対側の臼歯部にレジンを築盛している

i：専用の圧力釜を使用すると気泡が少なく強度も高くなる．

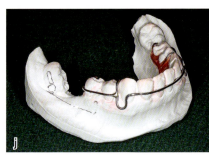
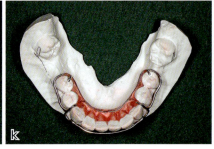
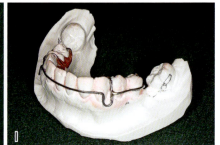

j〜l：レジンの研磨が終了して完成した状態．

図 6-19 ▶ 口腔内に装着した状態

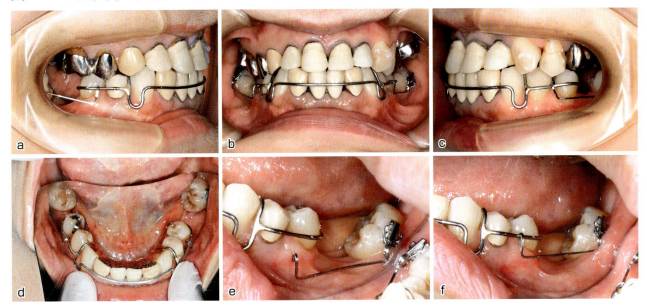

a～d：床矯正装置を装着した状態.
e：アップライトスプリングを7̄に結紮した状態.
f：アップライトスプリングを頰側線にかけた状態. 約30gの回転モーメントが加わっている.

ある．一方，下顎は床の沈み込みを防止するためにレストを付けることが多い．本装置は5̄|5̄舌側にレストを付けた．**図6-17**はワイヤー部分の作製が終了した状態である．

(7) 床

本症例のように下顎臼歯の舌側粘膜部にアンダーカットが生じている場合も，この程度であればブロックアウトせずにそのままで作製する．床は薄く弾力があるので，左右の床をすぼめて装着することが可能である．床と舌側粘膜の間に空間ができることは，食物がはさまるので不快である．なお，床装置は摂食時も使用させることが多い．基本的にはブラッシング時以外は一日中の使用である．フルタイムの使用に耐えられる快適な装置を作製したい．

製作は基本的にはふりかけ法であるが，エバンスで辺縁の余剰部を除去して成形しながら築盛している（**図6-18**）．また，レジンが流れないように一方の臼歯部→前歯部→他方の臼歯部というように3段階で築盛している．こうすると重合後の削合が少なくて済む．一気にレジンを築盛しようとすると，上顎では口蓋部が分厚くなってしまう．下顎も模型の下方に流れ込んでしまい，重合後の削合が多くなってしまう．削合が多いと時間がかかるだけではなく発熱による変形のリスクが高まる．最終的な形態より少しだけ厚く築盛するのが合理的である．なお，専用の技工用圧力釜を用いると，より高い強度で重合できる．削合と研磨の手順は，カーバイトバー→ペーパーコーン（荒）→ペーパーコーン（中）→ペーパーコーン（細）→ポリサンド→ルージュの順である．

第7章

タイプ別咬合異常のMTM治療例

池田雅彦　大出博司

タイプⅠ：前歯フレアーアウト（Case 1〜Case 4）
タイプⅡ：前歯挺出（Case 5・Case 6）
タイプⅢ：正中離開（Case 7・Case 8）
タイプⅣ：下顎前歯叢生（Case 9・Case 10）
タイプⅤ：前歯反対咬合（Case 11・Case 12）
タイプⅥ：臼歯近心傾斜（Case 13〜Case 16）
タイプⅦ：鋏状咬合，交叉咬合（Case 17・Case 18）

タイプⅠ：前歯フレアーアウト

前歯フレアーアウトは，歯周病患者のMTMの中で治療頻度がもっとも高かった（33.7％）．これらの中でも，上顎前歯のフレアーアウト，上下顎前歯のフレアーアウトが存在していた．Case 1はフレアーした上顎左側中切歯に圧下力を加えながら舌側移動を行った．Case 2は上顎右側中切歯のフレアーである．Case 1とCase 2では装置とエラスティックのかけ方が異なった．

Case 3は両側中切歯のフレアーアウト，Case 4は重症な上下顎前歯フレアーアウトの症例である．

Type Ⅰ　1　Case 1：上顎前歯フレアーアウト

患　者：女性・57歳（1931年7月生）
主　訴：1⏌の歯肉の腫脹
診　断：重度の慢性歯周炎
初診日：1988年6月
残存歯：76_4321|1234567 / 7654321|1234567
既往歴：

- 1⏌が3カ月前より前突してきた．
- 1⏌，2⏌が2年前に動揺し，大学病院を受診．
- 大学病院では歯石をとり，歯肉のマッサージを指導された．
- 2年前より下顎の歯間の離開が始まった．
- ⎿5は20年前に抜歯された．

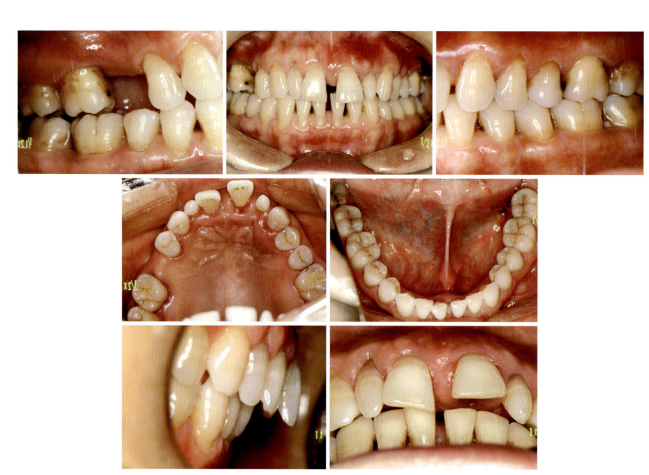

■-1　初診時の口腔内（1988年6月）．1⏌は挺出し唇側に転位している．下顎前歯は歯間の離開が認められる．歯肉は口蓋側では浮腫性の著しい炎症がみられる．

現　症：(**1**-1〜**1**-3)
・歯肉の性状は浮腫性で炎症が著しい．
・|1 の前突．下顎前歯は疼痛があり，歯間離開．

治療方針：

・歯肉が浮腫性であり，プロービングパターンから炎症性の「治りやすい歯周病」と仮診断．
・歯周治療は，歯周基本治療のみで行うことにした．
・矯正治療は炎症をコントロールしてから依頼した．

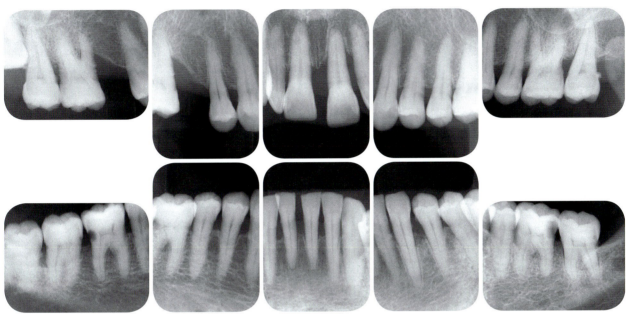

1-2　初診時のエックス線写真．歯槽骨は主に水平的な欠損状態．

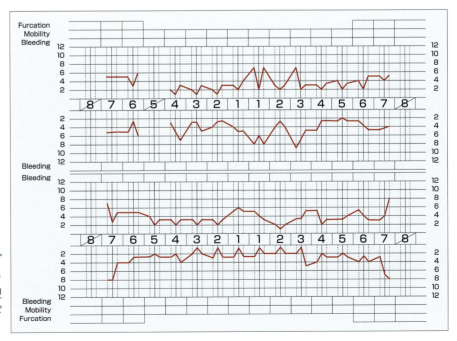

1-3　初診時のプロービングデプス．上顎前歯の口蓋側では，プロービングデプスパターンはやや咬合型であるが，全般的には歯間部のポケットが深く炎症型である．

Type I 1

矯正歯科初診：57歳6カ月（■-4・■-5）．

問診によると，約1年前から1が動揺と歯肉腫脹を伴い前突してきたという．下顎正中離開も同時期の発症だとのことである．2|2は矮小歯である．5|は欠損しており⑥5④ブリッジが装着されている．

矯正診断：
- |1フレアーアウトは，PTMに起因すると思われる．
- |1歯槽骨吸収が著しく，挺出を伴う．

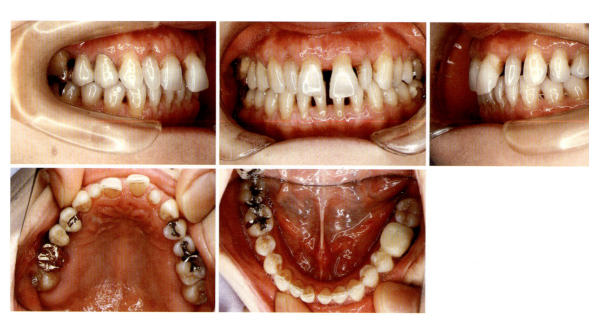

■-4 矯正歯科初診時の口腔内（1989年1月）．全顎的に炎症がなく，矯正前には炎症のコントロールが十分になされている状態がうかがえる．本症例は，1|1のみの移動を行った．ほかの歯は咬合状態良好なので動かす必要がない．このような症例にはMTMで対応すべきである．

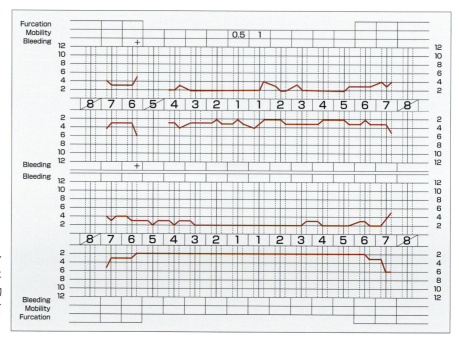

■-5 矯正歯科初診時のプロービングデプス．4mm程度のポケットは何か所かに残存しているが，全顎的にプロービングデプスは改善されている．

- 上顎正中離開には，2|2 矮小歯も関与していると思われる．

矯正治療方針：

- |1 は形態良好なのでこのまま使用したい．そのために |1 舌側移動と圧下を行う．
- 1| 近心移動による正中離開閉鎖．

矯正装置：

- 上顎は床矯正装置，下顎は |123 舌側固定装置を使用．

矯正治療中：57歳10カ月（■-6・■-7）

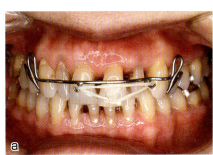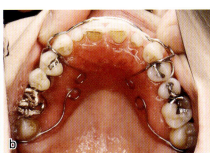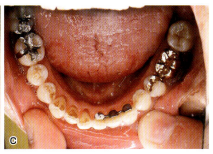

■-6　矯正治療中の口腔内（1989年5月）．
a：|1 唇面のレジンフック（レジンの突起）は，スーパーボンドを筆積みによって築盛した．床装置の唇側誘導線は少し歯頸部寄りに作製しておいて，一方，レジンフックは切縁寄りに築盛すると圧下力をかけやすい．エラスティックが二等辺三角形になるように真鍮線フックを鑞着する．そうすることで根尖方向への圧下力が加わる．約10gの舌側移動と圧下の矯正力が加わっている．
b：本装置はホーレーリテーナーとほぼ同じ構造である．クラスプを 74|47 の4カ所に設置したので，装置が浮くことはない．|1 を舌側移動させるために，同部位の舌側床縁は削合してある．
c：エラスティックをかけて正中離開を閉じることは容易であるが，歯肉への食い込み防止が必要である．本症例では，舌側の固定装置が歯肉側への食い込み防止の役割を果たしている．
矯正中も，矯正装置があるにもかかわらず炎症のコントロールは十分になされている．

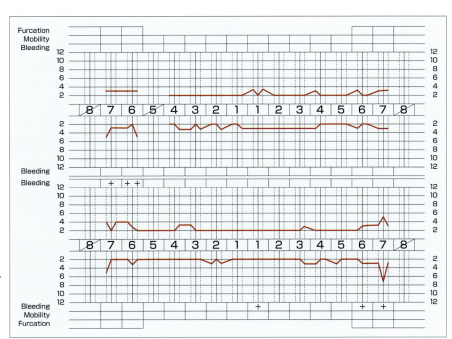

■-7　矯正中のプロービングデプス．7|7 にはポケットが残存しているが，主訴の上下顎前歯の問題は解決している．

Type I 1

- ■-6・■-7は治療開始3カ月後の状態である.
- 上顎は床矯正装置を用いた．これにより，上顎全体を固定源とした1のみの移動が可能となる．最も弱い力2オンス，サイズは3/8インチの矯正用ゴムを用いて，1に接着したレジンフックを介して圧下力を加えた．
- 下顎は123を舌側固定して，1|1間に矯正ゴム（3/16インチ・2オンス）をかけての1近心移動を行った．

矯正治療終了：58歳1カ月（■-8）

- 上顎の動的治療期間は6カ月であった．
- 1|1 切縁の高さが揃っている．
- 後戻り防止のために1|1をスーパーボンドで連結固定した．

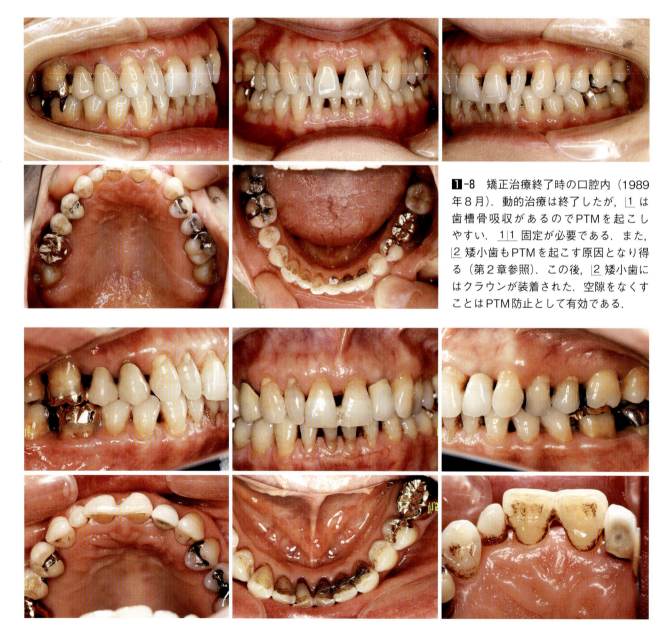

■-8 矯正治療終了時の口腔内（1989年8月）．動的治療は終了したが，1は歯槽骨吸収があるのでPTMを起こしやすい．1|1 固定が必要である．また，|2 矮小歯もPTMを起こす原因となり得る（第2章参照）．この後，|2 矮小歯にはクラウンが装着された．空隙をなくすことはPTM防止として有効である．

■-9 矯正治療終了後4年9カ月の口腔内（1993年5月）．修復処置も終了し，炎症のコントロールも十分になされている．歯周治療は歯周基本治療のみで行った．

第7章 タイプ別 咬合異常のMTM治療例　95

・床装置は保定床として夜間のみ継続使用した．
・1̄近心移動は1カ月で終了し，即座に1̄|1̄をスーパーボンドで固定した．
・下顎は舌側固定装置を残してある．

メインテナンス：（1-9〜1-11）

定期的なリコール（3カ月）によるメインテナンスを行っている．プラークコントロールは歯ブラシを中心としたセルフコントロールであり，PMTC

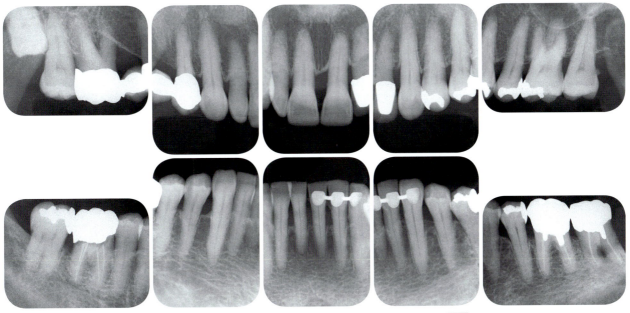

1-10 矯正治療終了後9年8カ月のエックス線写真（1998年4月）．7|7を除いて歯槽骨の状態も安定している．

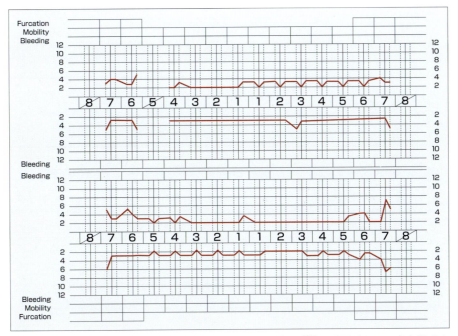

1-11 矯正治療終了後9年8カ月のプロービングデプス．7|7／7|7に問題があり，咬合様式などの再診査や治療が必要であると考えられる．

Type I 1

などは行っていない．7|7 を除いて歯槽骨の状態も安定している．7|7 についてはメインテナンス中でプラークコントロールの強化や再度のルートプレーニングで対応している．

矯正治療後11年11カ月：71歳0カ月（1-12・1-13）

・上顎の保定床は歯周組織保護の観点からも使用継続が望ましいが，患者意志により使用は中止して

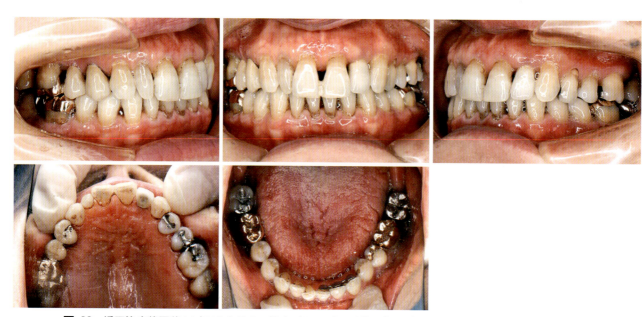

1-12 矯正治療終了後11年11カ月の口腔内（2002年7月）．約12年間経過したが，後戻りもなく良好である．これまでに，1|1 間のスーパーボンド固定が1度脱離して，再固定した．下顎前歯は |123 舌側装置，1|1 間スーパーボンド固定ともに無事である．炎症のコントロールも十分に行われている．

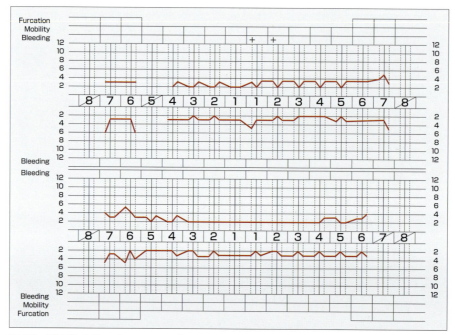

1-13 矯正治療後15年7カ月のプロービングデプス（2004年3月）．6|6 のプロービングデプスの増加が認められる．臼歯のプラークコントロールの低下が認められる．

おり，スーパーボンドの1|1固定のみで保定されている．
・下顎は，舌側固定が継続されている．
・矮小歯|2は，池田により単冠補綴が装着された．

エックス線写真による経過観察：（❶-14）

初診時のデンタルエックス線写真では|1の挺出と歯槽骨吸収を認めた．動的治療終了時は，|1歯槽頂部の形態が不安定であるが，その後経時的に形態改善を認め，8年8カ月後には，明瞭な歯槽硬線が確認された．

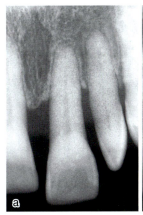
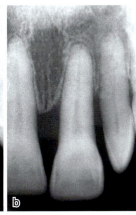
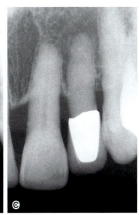

❶-14 エックス線写真による経過観察．
a：初診時（57歳6カ月）．
b：動的治療終了時（58歳1カ月）．
c：8年8カ月後（66歳9カ月）．

Type I ② Case 2：上顎前歯フレアーアウト

患　者：女性・20歳6カ月（1972年9月生）
主　訴：1|の歯肉の腫脹と動揺
診　断：慢性歯周炎
初診日：1993年3月
残存歯：765 321|123 567 / 765 321|123 567
既往歴：
・11～12歳にかけて，矯正歯科において 4|4 / 4|4 抜去でマルチブラケットによる矯正治療を受けた．その後，14歳で矯正歯科への通院が終了となった．
・1|は半年前から前突してきたということである．
・1|の歯肉が数カ月前から腫れて膿が出ている．

現　症：（❷-1～❷-3）
・主訴である 1|に歯肉の腫脹と前突が認められ，前歯を中心に浮腫性炎症が認められた．

治療方針：
・歯肉が浮腫性でプロービングパターンは炎症型のため，「治りやすい歯周病」と診断した．
・歯周治療は，歯周基本治療で行った．

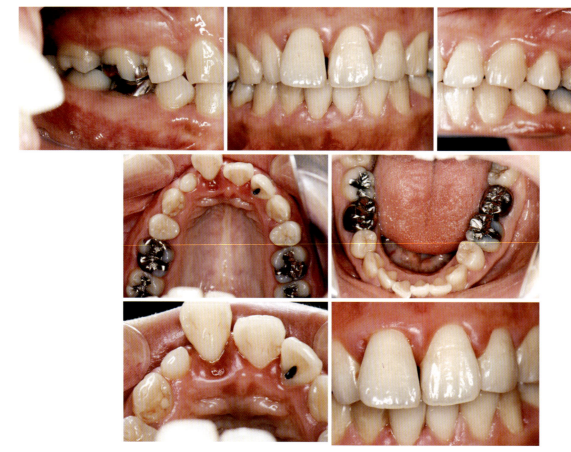

❷-1　初診時の口腔内（1993年3月）．1|の頬側への顕著な転位がみられ，著しい浮腫性の炎症も認められる．

第7章　タイプ別 咬合異常のMTM治療例

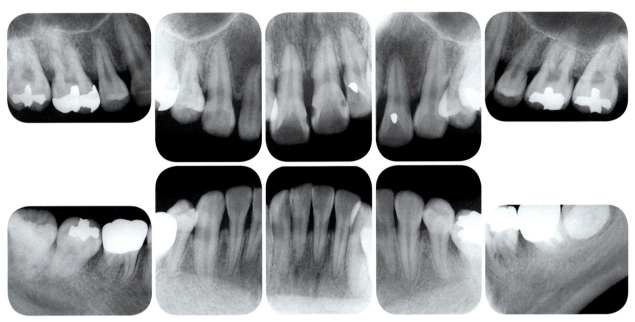

2-2　初診時のエックス線写真．歯槽骨の吸収は水平的である．炎症型の歯周病と考えられる．

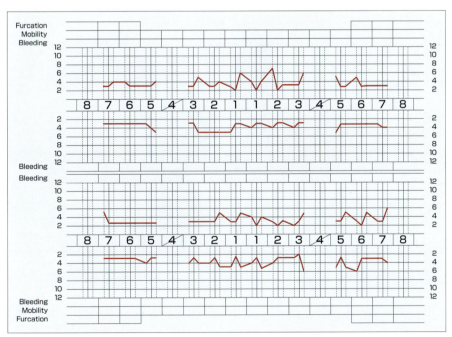

2-3　初診時のプロービングデプス．プロービングパターンは，炎症型である．

Type I 2

矯正歯科初診：20歳6カ月

 1|突出を主訴に当院を受診した．同時期に池田歯科クリニックで撮影された口腔内写真とエックス線写真が 2-1・2-2である． 1|は半年前から急に出てきたとのことであったが，全体が歯周病の状態であった． 1|歯槽骨吸収が著しい． 1|の位置が|1 よりも下方に位置しており，挺出を伴っていた． 2|は矮小歯である．下顎前歯は叢生を呈していた．

　池田歯科クリニックでの歯周基本治療後にMTMを開始することにした．

矯正診断：
- 歯周病に伴う 1|フレアーアウト（放置した場合にはさらなる悪化が予想される）．
- 下顎前歯の叢生は，矯正治療後のリラップスとPTMの両方が関与していると思われる．

矯正治療方針：
- 1|舌側移動
- |1 唇側移動と 1|舌側移動

矯正装置：
- 上顎リンガルアーチ＋下顎床矯正装置

装置装着：21歳0カ月（2-4）
- 上顎は審美的な理由から，リンガルアーチを用いた．
- 1|を舌側の真鍮線フックから3/8インチ・2オンスのエラスティックをかけて舌側へ牽引した．
- 唇面に接着したレジンフックにエラスティックを

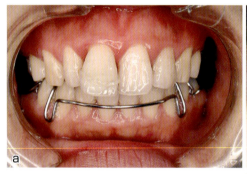
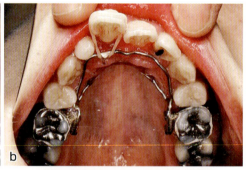
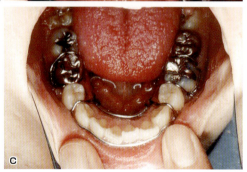

2-4　装置装着時の口腔内（1993年9月）．
a： 1|の切縁寄りにスーパーボンドでレジンフックを築盛した．そうすることで，弱い圧下力が加わる．
b： 1|には10〜15gの弱い矯正力を加えた．正しい方向に牽引されるように，真鍮線フックの鑞着位置に注意しなければならない．
c： 1|は，唇側誘導線のアクティベートによって，舌側移動の矯正力が加わっている．|1 は，この後に唇側線に鑞着した真鍮線フックからエラスティックをかけて唇側移動を行った．

かけて，弱い圧下力が加わるようにした．
・下顎は床矯正装置を用いた．クラウディングを解消するために，$\overline{2 1 | 2}$ の隣接面にメタルストリップスでストリッピングを行った．

矯正治療終了：22歳0カ月（**2**-5〜**2**-8）
・上顎の動的治療期間は6カ月，下顎は3カ月であった．

・確実性と審美性の観点から，保定は上下顎ともに舌側ワイヤー固定とした．
・$\underline{1|1}$ 切縁の高さを揃えるために $\underline{1|}$ 切縁を削合してある．
・エックス線写真では，$\underline{1|}$ 歯槽骨の高さが増加したように思われた．

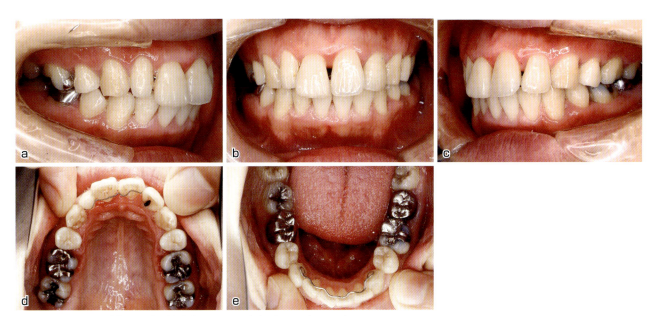

2-5　矯正治療終了時の口腔内（1994年10月）．
a〜c：$1|1$ 切縁の高さを揃えるために $\underline{1|}$ 切縁を削合してある．
d：対合歯との干渉を避けるために，深い位置で太さ0.0195インチのコアキシャルワイヤーを用いて $21|1$ を固定した．
e：下顎は太さ0.6mmのサンプラ線を $\overline{3|3}$ に固定した．

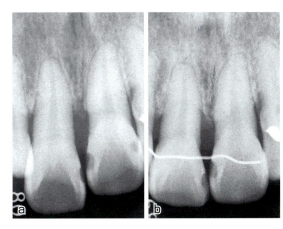

2-6　矯正治療前後のエックス線写真．
a：初診時（20歳6カ月）．
b：矯正治療終了時（22歳0カ月）．

Type I 2

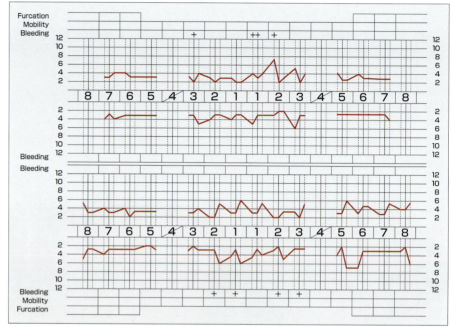

2-7 矯正治療終了時のプロービングデプス．炎症型の歯周病であるので，縁上のプラークコントロールやルートプレーニングで十分に歯周病の改善がみられるケースである．しかし，IPの失敗で縁上のプラークコントロールが不十分であり，プロービングデプスは改善されていない．

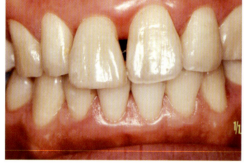 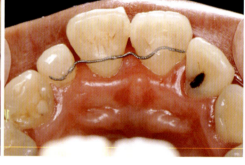

2-8 矯正治療終了時の口腔内．矯正治療は終了しているが，IPの失敗で縁上のプラークコントロールが不良，炎症のコントロールは不十分であり，歯肉に炎症が認められる．

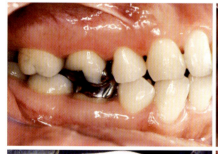 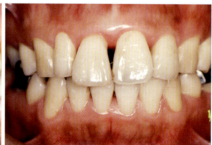 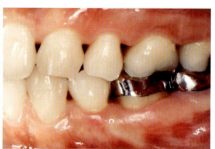

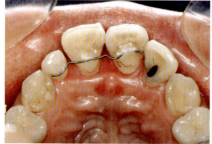 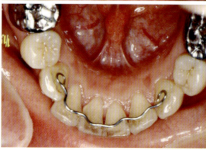

2-9 矯正治療終了後4年の口腔内．再IPを行い，炎症のコントロールができてきた（1998年10月）．

メインテナンス：（2-9 〜 2-18）

担当衛生士もまだ若く，経験も十分ではないためにIPに失敗したが，再度のIPで成功し，23年間リコールに応じている．現在は東京在住であるが，東京から定期的にメインテナンスのため来院している．プラークコントロールも良好である．プロービングデプスも浅く，歯槽骨も安定している．

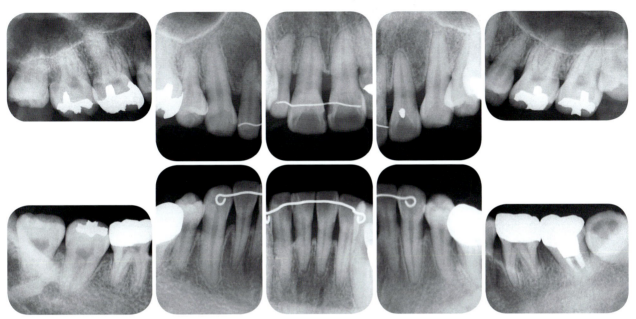

2-10 矯正治療終了後4年のエックス線写真．再IPを行い，炎症のコントロールも十分に行われている．歯槽骨の安定も得られている．

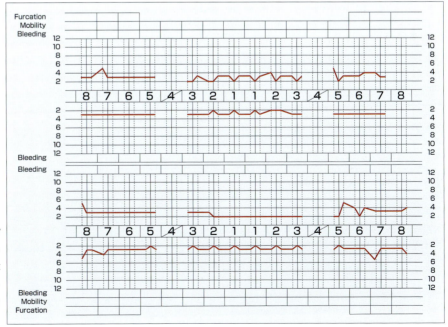

2-11 矯正治療終了後4年のプロービングデプス．7|5, 8|5 のプロービングデプスが深く，ポケットの残存がみられたが，プラークコントロールの強化と再ルートプレーニングを行った．

Type I 2

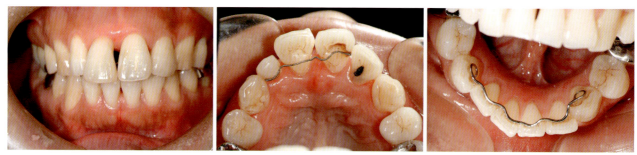

2-12 初診から13年目の口腔内（2006年7月）．プラークコントロールも良好である．

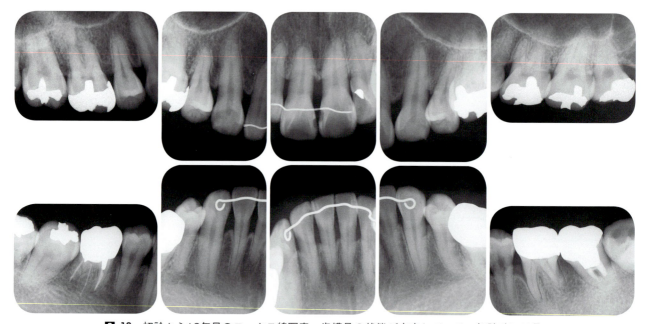

2-13 初診から13年目のエックス線写真．歯槽骨の状態が安定している．初診時には骨欠損が認められた 1| は歯槽骨の再生がみられる．

第7章　タイプ別 咬合異常のMTM治療例　　105

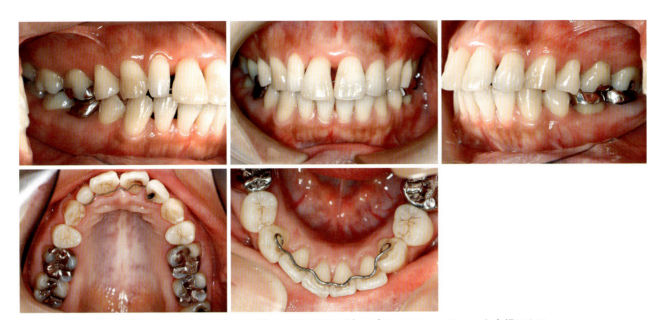

2-14 初診から17年目の口腔内（2010年6月）．プラークコントロールも良好であり，炎症もない．

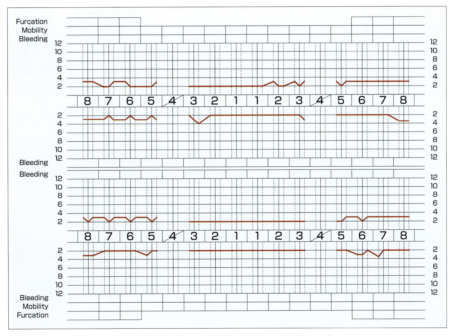

2-15 初診から17年目のプロービングデプス．全体的に浅く保たれている．

Type I 2

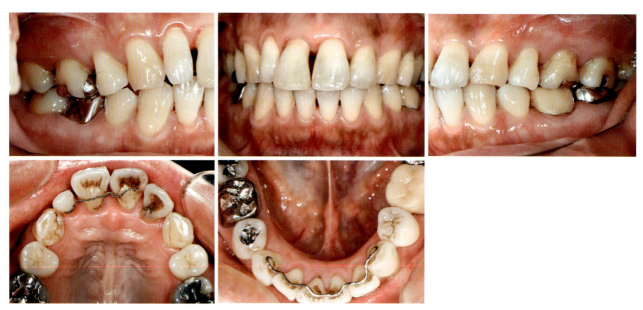

2-16 初診から22年目の口腔内（2015年6月）．炎症もなく歯周組織も安定している．

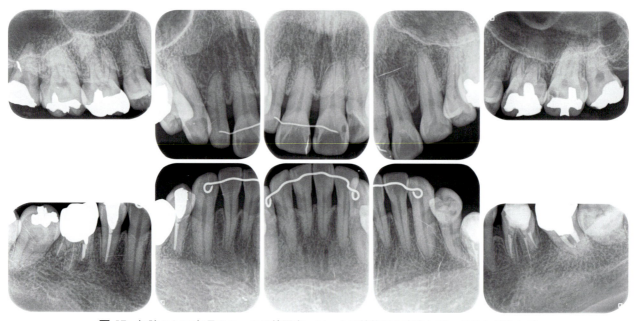

2-17 初診から22年目のエックス線写真．エックス線的にも安定していることがうかがえる．

第7章 タイプ別 咬合異常のMTM治療例

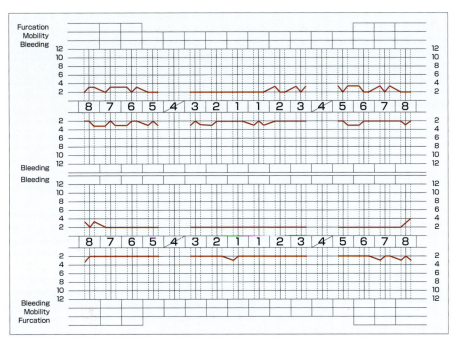

2-18 初診から22年目のプロービングデプス．BOPも－でプロービングデプスは全体的に浅く保たれている．

Type I ③ Case 3：上顎前歯フレアーアウト

患　者：男性・40歳（1947年4月生）
主　訴：6̄ の修復処置
診　断：重度の慢性歯周炎
初診日：1987年4月
残存歯：7654321|1234567 / 7654321|1234567
既往歴：
・6̄ は半年前に欠けた．
・以前から 臼歯の歯肉が腫脹（特に 54|, 6̄|）．

既往歴：
・転勤が多く，ストレスの多い仕事で，プラークコントロールも不良．
・長期にわたる喫煙者である．
・転勤や仕事が多忙なため，1987年から1992年まで未来院．
・前歯は1992年頃より離開が始まった．

現　症：（③-1～③-4）
・全体的に冷水痛．
・歯肉は線維性，喫煙のため黒色である．
・"力" の影響もあると思われる．

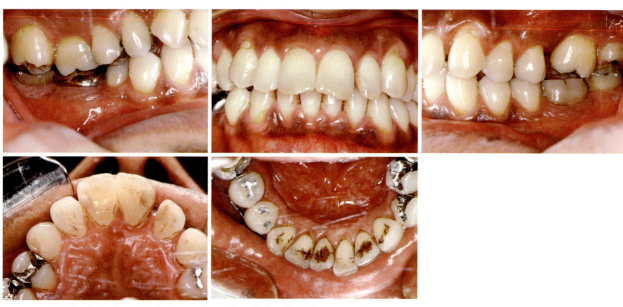

③-1　初診時の口腔内（1987年4月）．歯肉は線維性であるが，|1 のようにポケットが深い部位では浮腫性である．喫煙のため歯肉が著しく黒色化している．

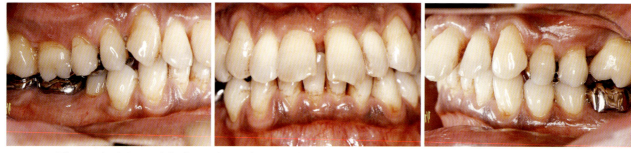

③-2　再初診時の口腔内（1992年11月）．1987年から約5年間は未来院であった．再来院では 1|1 間に正中離開が生じていた．正中離開は，|1 が歯周炎の悪化よって挺出したために生じたものと推測された．

第7章　タイプ別 咬合異常のMTM治療例　　109

治療方針：
・歯周基本治療を徹底するところからスタートする．
・仕事が忙しくストレスが多いので，できる限り通院させる．
・1|1 正中離開をMTMで治療する．

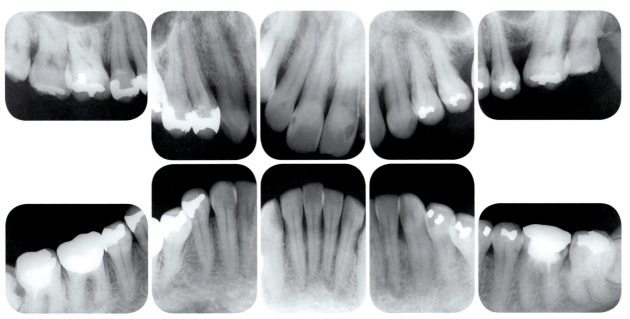

3-3　初診時のエックス線写真．

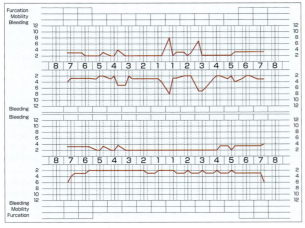

3-4　再初診時のプロービングデプス（1992年11月）．|3 に深いポケットが認められる．

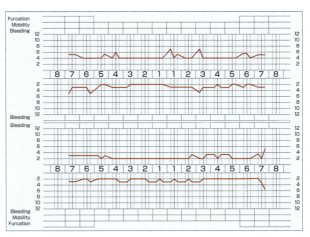

3-5　歯周基本治療後のプロービングデプス（1993年3月）．歯周基本治療によって|3 のポケットが改善されてきている．

Type I 3

矯正歯科初診：48歳7カ月（3-6）

3-6は矯正歯科初診時で，歯周基本治療が終了していた．

左側中切歯は明らかに挺出しており，エックス線写真で高度な歯槽骨吸収を認めた．オーババイト10 mm，オーバージェット7 mmでともに大きい．左上第一大臼歯は22年前に抜歯したとのことであった．下顎前歯の叢生は，左側中切歯の舌側傾斜が著明であった．

矯正診断：
- 歯周病および咬合低下の関与を疑う上顎前歯フレアーアウト．
- 下顎前歯の叢生を伴う．

矯正治療方針：
- 上顎前歯後退，空隙閉鎖．
- 下顎前歯の叢生改善．

矯正装置：
- 上顎リンガルアーチ，下顎床矯正装置．

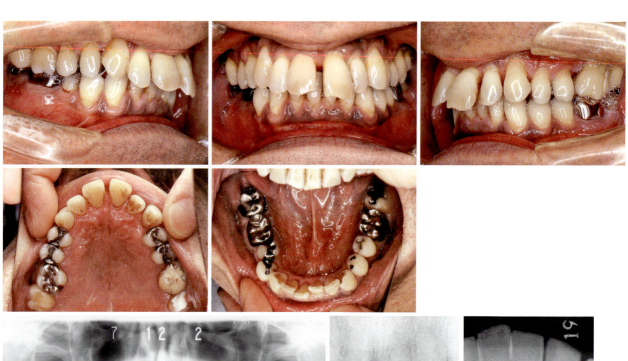
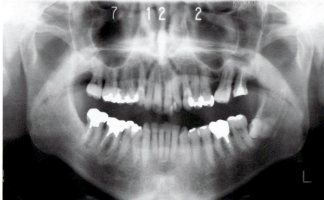
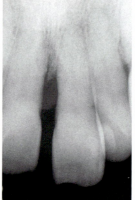
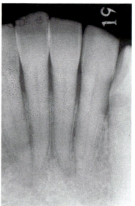

3-6 矯正歯科初診時の口腔内とエックス線写真（1995年12月）．

矯正治療開始：48歳8カ月（**3**-7）
- 矯正装置は，上顎がリンガルアーチ，下顎は床矯正装置を用いた．
- 上顎中切歯の後退は3/8インチ・2オンスのエラスティックを使用した．
- リンガルアーチに取り付けた2本の真鍮線フックから牽引した．
- 弱い圧下力が加わるように，中切歯唇面にスーパーボンドでレジンフックを築盛した．

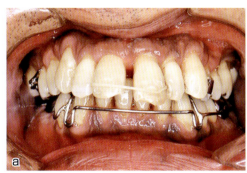 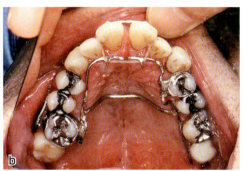

3-7　矯正治療開始時の口腔内（1996年1月）．
　a：1|1 のレジンフックは切縁から同じ距離に接着した．|1 のレジンフックが下に位置しているのは，挺出しているからである．
　b：真鍮線フックを2本鑞着して，エラスティックを写真のようにかけた．そうすることで過度の近心移動の矯正力を減じることができる．

動的治療中：49歳5か月（**3**-8）
- 上顎中切歯の牽引が終了したので，リンガルアーチ装置を床矯正装置に交換した．
- 唇側誘導線をレジンフックに接して，前歯が挺出してこないようにしてある．
- 下顎前歯の叢生改善は右側中切歯の唇側移動による．唇側移動のために0.6mmサンプラ線のスプリングを舌側バーに鑞着してある．

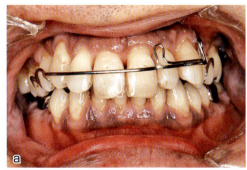 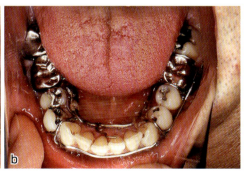

3-8　動的治療中の口腔内（1996年10月）．
　a：レジンフックは切縁寄りの位置から，歯頸部寄りの位置に付け替えてある．スプリングは |3 を舌側移動するためである．
　b：舌側バーに唇側移動のスプリングを鑞着してある．

Type I 3

矯正治療終了：49歳9カ月（3-9・3-10）
- 動的治療に1年間を要した．
- 後戻り防止のために，上顎中切歯間，上顎右側中・側切歯間および下顎中切歯間をコアキシャルワイヤーで接着・固定した．

- エックス線写真では，上下前歯ともに歯槽骨・歯根の悪化を認めなかった．

矯正治療後8年5カ月：58歳2カ月（3-11・3-12）
- 動的治療終了から8年5カ月が経過した状態であ

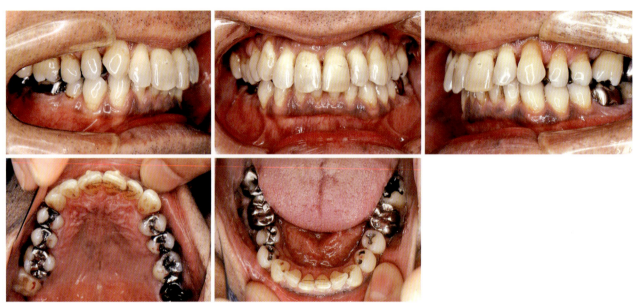

3-9 矯正治療終了時の口腔内（1997年1月）．1|1 挺出防止のために，スーパーボンドでレジンフックを築盛した．レジンフックがちょうど唇側誘導線の上側に当たるので，挺出防止となる．

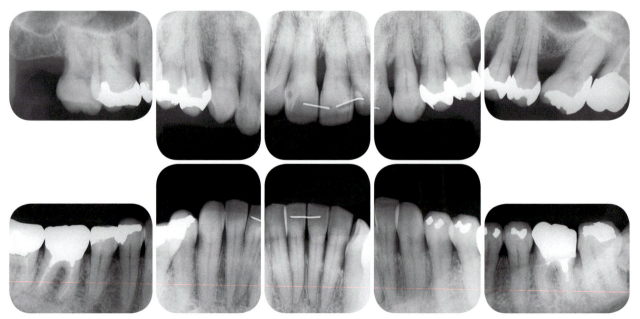

3-10 矯正治療終了時のエックス線写真．深いポケットのあった|3 もMTMと歯周治療によって歯槽骨が安定していることがうかがえる．

る．
・リテーナーは就寝時の使用を続けていた．
・歯列，咬合の悪化は認めない．
・エックス線写真でも歯槽骨・歯根の形態は安定していた．

メインテナンス：（3-13）

患者は多忙で転勤も多く，理想的なメインテナンスは行えなかった．しかし，歯肉の炎症は比較的良好にコントロールされている．プロービングデプスも改善されている．

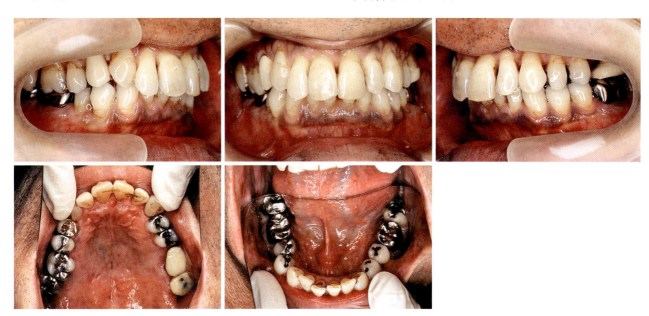

3-11 矯正治療後8年5カ月の口腔内（2005年7月）．定期的なリコールが行えなく，良好なメインテナンスプログラムが履行できないが，プラークコントロールも比較的に良好で歯周組織も安定している．

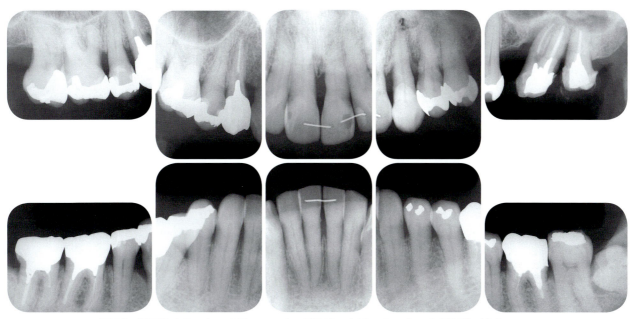

3-12 矯正治療後8年5カ月のエックス線写真．初診から13年，歯周組織が安定していることが推測される．

Type I 3

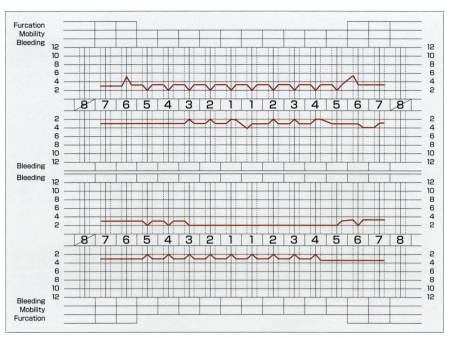

3-13 メインテナンス時のプロービングデプス（2006年7月）．プロービングデプス値は改善され，良好に経過している．

Type I 4 Case 4：上下顎前歯フレアーアウト

患　者：女性・45歳8ヵ月（1949年4月生）
主　訴：前歯が出てきた
診　断：慢性歯周炎

初診日：1989年12月
残存歯：7654321｜12345　8 / 7　54321｜1234　67

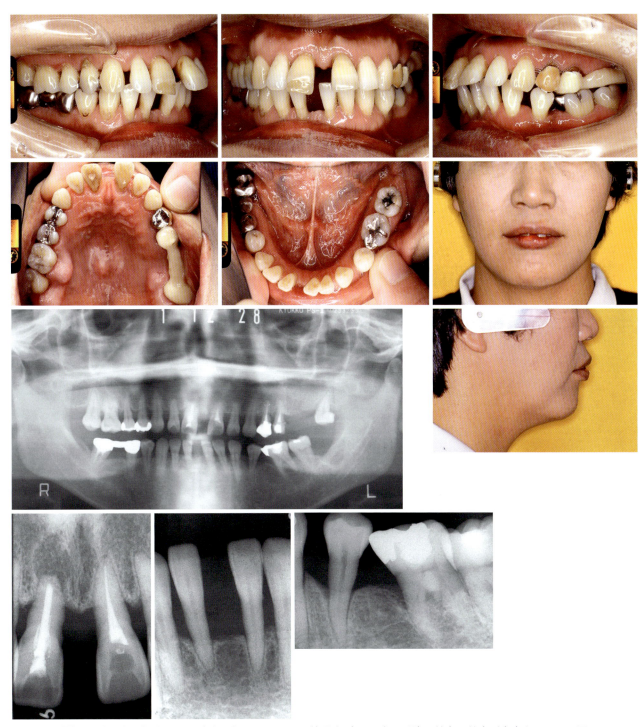

4-1　矯正歯科初診時の口腔内，顔面とエックス線写真（1989年12月）．前歯の前突が高度なので，口唇閉鎖が困難な状態であった．挺出歯 1｜ の歯槽骨減少が著しい．

Type I 4

矯正歯科初診時：45歳8カ月（4-1）

　矯正歯科初診時，歯周基本治療が終了していた．

　本症例は，前歯の歯槽骨破壊が著しい重度のタイプである．軽度～中度であればマルチブラケットを用いることが少なくないが，本症例は弱い矯正力を用いるためにMTMで対応した．

　問診によると，上顎の空隙は子供の頃からあり，それが徐々に悪化したという．下顎の空隙は1年前から生じたという．

　前歯の前突が大きく，口唇閉鎖困難であった．1|は明らかに挺出しており，エックス線写真で根尖病変を認めた．|5が喪失しており，|4が遠心傾斜していた．下顎前歯も歯槽骨の吸収が著しい．

矯正診断：
- 歯周病および|67喪失による咬合低下の関与を疑う上下顎前歯フレアーアウト．1|は挺出を伴う．

矯正治療方針：
- 前歯後退，空隙閉鎖を行う．
- 左下臼歯部の補綴前処置として|5相当部位にスペースを集める．

矯正治療開始：45歳9カ月（4-2）
- 上顎リンガルアーチ装置，下顎床矯正装置を用いて上下顎前歯を後方へ牽引した．
- 作動部は上下顎ともにエラスティックである．エ

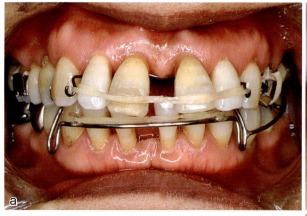
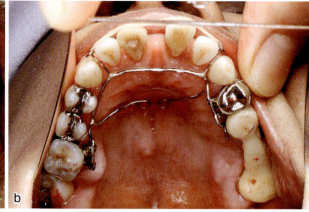
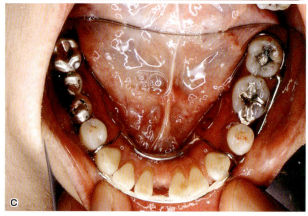

4-2 矯正治療開始時の口腔内（1990年2月）．
a：1|1唇面に築盛したレジンの突起を介して，弱い圧下力が働いている．
b：固定源強化のためにパラタルレストを付加した．
c：装着感をよくするためにリンガルバーを用いた．

ラスティックは，上顎では3/8インチ・2オンス（light）を2本結んで長くした．下顎は5/16インチ・2オンス（light）を2本結んだ．
- 矯正力を弱めるため，エラスティックの交換は2日に1回とした．
- 上顎中切歯にはスーパーボンドでレジンフックを築盛し，エラスティックから弱い圧下力が加わるようにして後方牽引を行った．

矯正治療中：46歳9カ月（**4**-3）
- 遠心傾斜の|4は，誘導線巻き込み式の0.4mm線スプリングで近心移動を行った．
- 上顎前歯の後方牽引が終了したので，ホーレーのリテーナーを装着した．

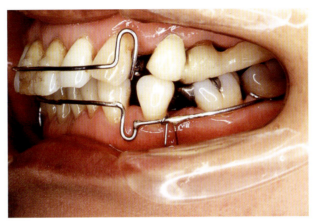

4-3 動的治療中の口腔内（1991年1月）．

矯正治療終了：47歳6カ月（**4**-4・**4**-5）
- 動的治療に1年8カ月を要した．
- 上顎中切歯は離開しないように隣接面をスーパーボンドで接着した．
- |4と|6の近心スペースは，後ほど補綴治療で閉鎖する予定である．
- 下顎前歯は舌側をツイストワイヤーで固定し，さらに可撤式のリテーナーを使用した．
- エックス線写真で，右側中切歯は圧下による歯槽骨の増加を認める．
- 上下顎前歯ともに明らかな歯根吸収を認めない．
- |4は近心へアップライトされた．
- 上下顎前歯が後退したので，口唇閉鎖が可能になった．

補綴処置終了時：49歳3カ月（**4**-6）
- 上下顎の左側臼歯のブリッジが装着された．
- ホーレーのリテーナーを就寝時に使用した．

Type I ④

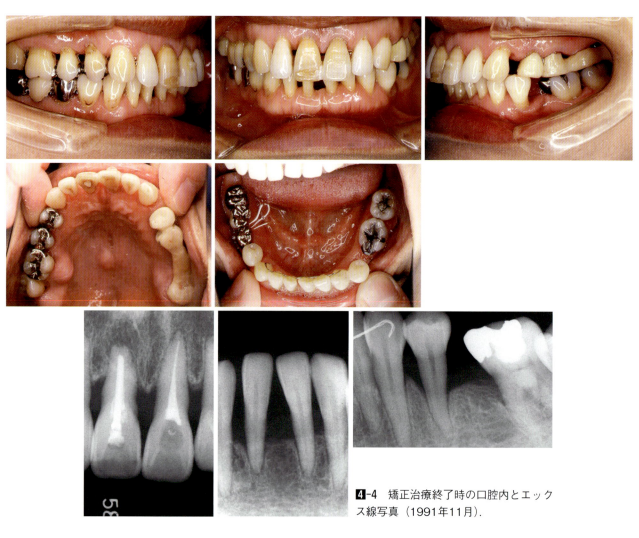

4-4 矯正治療終了時の口腔内とエックス線写真（1991年11月）.

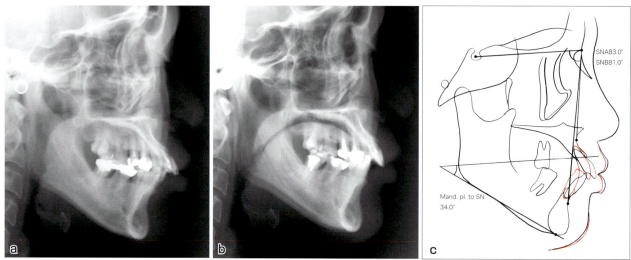

4-5 術前・術後の側面セファロと重ね合わせ図.
　a：矯正歯科初診時（45歳8カ月），b：矯正治療終了時（47歳6カ月），c：黒線が初診時，赤線が矯正治療終了時である．SN平面で重ね合わせた．U1（上顎前歯切縁）は3.5mm，L1（下顎前歯切縁）は5.0mmの後退を認めた．本症例のタイプは後退量が大きいので，セファロ分析を行って精査すべきである．

第 7 章 タイプ別 咬合異常の MTM 治療例

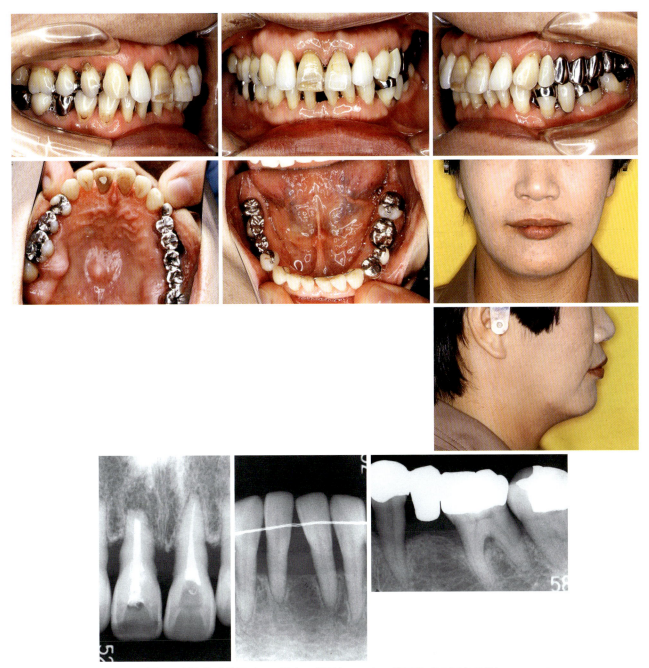

4-6 補綴治療終了時の口腔内，顔面とエックス線写真（1993年7月）.

タイプⅡ：前歯挺出

上顎前歯の挺出である．歯周病患者のMTMの中で，治療頻度は8.7％であった．

Case5はセクショナルブラケットで相反移動による圧下を行った．

Case6はエラスティックで圧下した．

Type Ⅱ 1 Case 5：上顎前歯の挺出

患　者：女性・34歳（1969年1月生）
主　訴：1| の歯肉の腫脹と排膿
診　断：慢性歯周炎
初診日：2003年12月
残存歯：7654321|1234567 / 7654321|1234567
既往歴：

・他医院で治療を受けているが，エックス線写真から 1| に骨吸収があると指摘されている．
・1| の歯肉が数カ月前から腫れて膿がでている．

現　症：（5-1〜5-3）

・主訴である 1| に腫脹と前突が認められる．

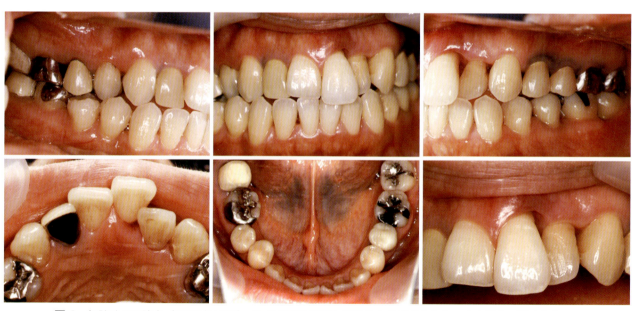

5-1　初診時の口腔内（2003年12月）．1| の歯肉の著明な浮腫性の炎症がみられ，また挺出が認められる．

- |1 が前突のため，顔貌に問題を呈している．
- 76|1 7 / 76| 567 にポケットがみられる．

治療方針：
- 問題のある |1 は浮腫性の炎症主体の歯周病であるので，歯周治療は歯周基本治療のみで対応（5-4・5-5）．
- 歯周基本治療に反応してから矯正治療を行う．

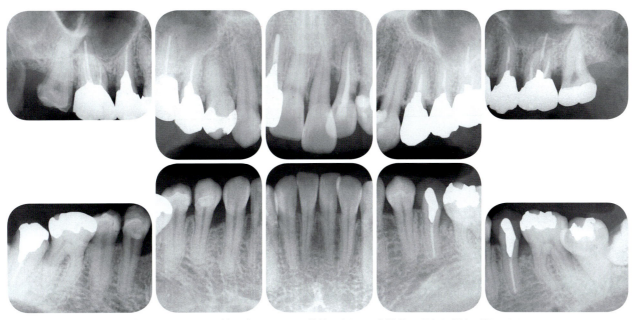

5-2 初診時のエックス線写真．エックス線的にも |1 の歯槽骨の吸収と挺出が認められる．

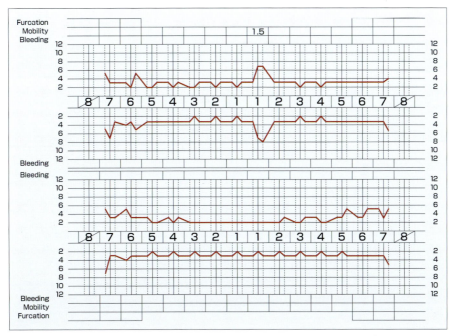

5-3 初診時のプロービングデプス．|1 は深いポケットがみられ，動揺度も1.5である．また 7|，|7 にも深いポケットがみられる．

Type II 1

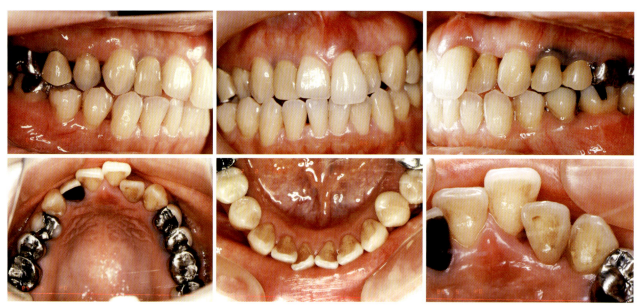

5-4 矯正治療前の口腔内（2004年2月）．|1 にはまだ炎症があるが，歯周基本治療のみでかなりコントロールされている．

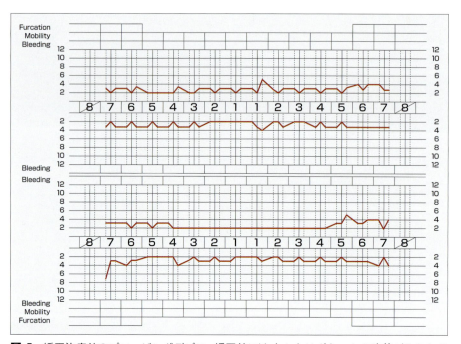

5-5 矯正治療前のプロービングデプス．矯正前に|1 もかなりポケットの改善がみられる．

矯正歯科初診：35歳5か月（**5**-6）

本症例の特徴は、セクショナルブラケットで相反力を利用したことである．1⏌は挺出歯であったが、両隣接歯は切端咬合であったので相反力を用いるのには好都合であった．また、リンガルアーチの使用も参考にしていただきたい．

問診によると本症例は7年前から1⏌が徐々に挺出してきたという．主訴は「1⏌を元に戻してほしい」であった．

1⏌は隣接歯に比べて下がっており、病的な挺出を示す．触診で咬合時の突き上げを認めた．1⏌以外は被蓋が浅い．⏋5の頬側転位を認め、54⏌/54⏌は交叉咬合を形成していた．エックス写真で⏌12 間の歯槽骨破壊が著しい．

矯正診断：

・1⏌の病的挺出を疑う．
・外傷性咬合を認める．

矯正治療方針：

・1⏌は圧下、隣接歯 1⏌2 は挺出、54⏌ 頬側移動と ⏋5 舌側移動による交叉咬合の改善．

矯正装置：

・上顎はリンガルアーチ装置、セクショナルブラケット．
・下顎は床装置．

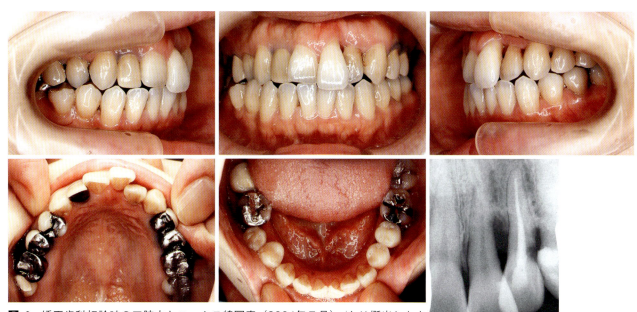

5-6 矯正歯科初診時の口腔内とエックス線写真（2004年7月）．1⏌は挺出したままであるが、炎症は改善され、歯肉の表面的な炎症は消退している．

Type II 1

矯正治療開始後4カ月：(5-7)

- 上顎の矯正装置は始めにリンガルアーチ装置を用いた．
- 治療開始4カ月で5432|3がスプリングによって頰側へ拡大された．その結果，|23間にスペースができたので，|2に遠心移動のスプリングを鑞着した．
- 下顎床装置には，5|舌側移動のためのスプリングを鑞着してある．

矯正治療開始後6カ月：(5-8)

- |12の重なりがとれたので，1|12にセクショナルブラケットを装着した．写真のワイヤーは0.012ニッケルチタンワイヤーである．
- その後，0.014ニッケルチタンワイヤー，そして0.016ステンレスワイヤーをそれぞれ2カ月ずつ使用した．

矯正治療終了：36歳7カ月（5-9）

- 動的治療期間は12カ月であった．
- 相反力を利用することによって，|1は圧下，1|2は挺出された．
- エックス線写真では歯槽骨の悪化および歯根吸収を認めない．

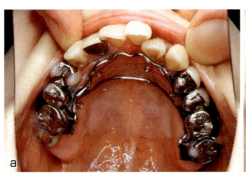 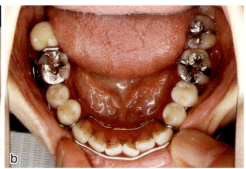

5-7 矯正治療開始後4カ月の口腔内（2004年12月）．
a：5432|3頰側移動と|2遠心移動の0.4mmサンプラチナ矯正線によるスプリングが合計4本リンガルアーチに鑞着されている．リンガルバーが付加されているが，これはリンガルアーチをモディファイするときに有効である．
b：装着感を重視して前歯の舌側はリンガルバーにした．左側は|4クラスプで|6レストとした．右側は6|クラスプで54|に頰側誘導線を付加した．5|舌側移動のスプリングは0.6mmサンプラチナ矯正線である．6|メタルインレーの近心をストリッピングしてある．

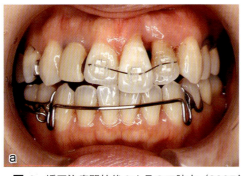 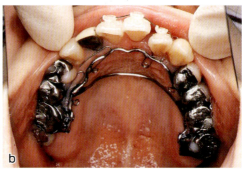

5-8 矯正治療開始後6カ月の口腔内（2005年2月）．
a：相反力である．|1には圧下力が加わっている．一方，その反作用として1|2には挺出力が加わっている．
b：これも相反力である．|1には舌側への力が，1|2へは唇側への力が加わっている．

第7章 タイプ別 咬合異常のMTM治療例

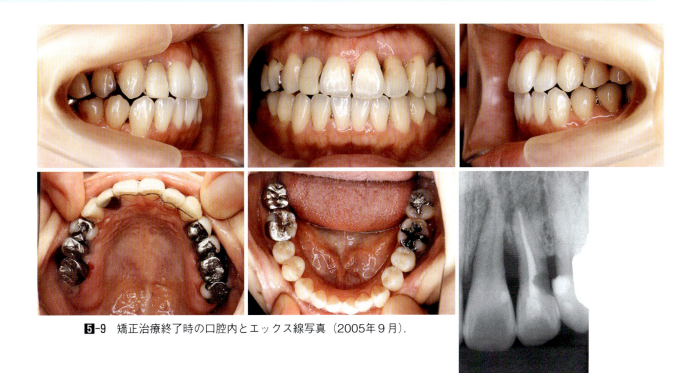

5-9 矯正治療終了時の口腔内とエックス線写真（2005年9月）．

・1|123 は，舌側からコアキシャルワイヤーをスーパーボンドで固定した．
・さらに，夜間はホーレーのリテーナーを使用した

メインテナンス：（5-10〜5-13）

定期的なリコールによるメインテナンスが行われ，炎症のコントロールが良好に維持されている．|1 に若干の歯肉の退縮があり，根面被覆の治療を提案したが同意を得られなかった．

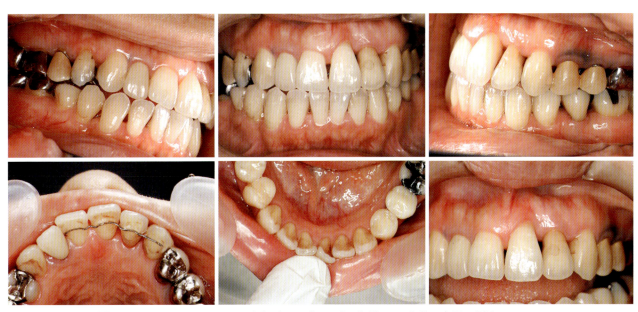

5-10 メインテナンス時の口腔内（2011年6月）．初診から8年後，良好に経過している．

Type Ⅱ 1

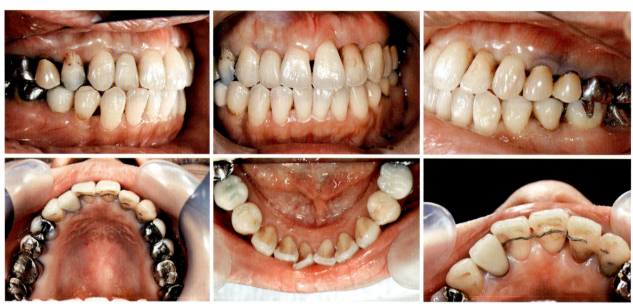

5-11 メインテナンス時の口腔内（2016年3月）．初診から13年後．プラークコントロールもよく，良好に経過している．

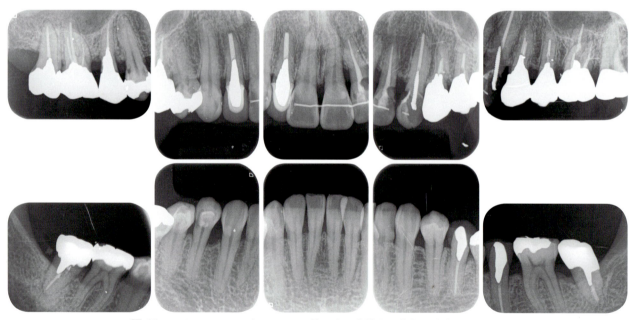

5-12 メインテナンス時のエックス線写真．歯槽骨の状態も安定している．

第 7 章　タイプ別 咬合異常の MTM 治療例

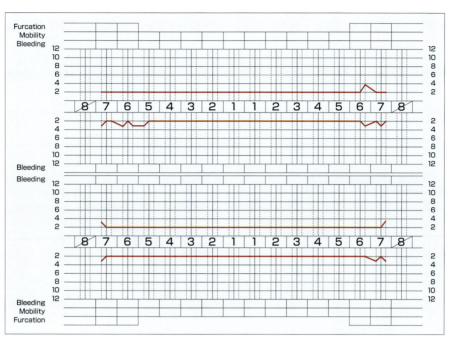

5-13　メインテナンス時のプロービングデプス．|1 のポケットもコントロールされ，全体的にプロービングデプス値も低く，安定していることがうかがえる．

Type II ② Case 6：上顎前歯の挺出

患　者：女性・58歳（1930年生）
主　訴：1⎿ の出血と鈍痛
診　断：重度の慢性歯周炎
初診日：1988年4月
残存歯：7654321|1234567 / 5 321|12345 78

既往歴：
・他院で昨年末まで2カ月通院し，治療終了．
・その後1週間で1⎿ が腫脹し，切開した．
・いずれは抜歯といわれた．

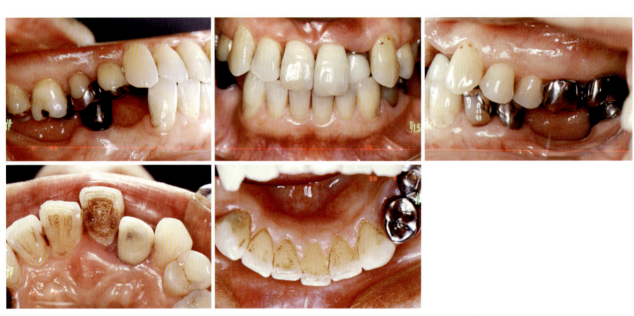

6-1 初診時から4カ月後の口腔内（1988年8月）．1⎿ は挺出しており，歯肉は1⎿ 浮腫性で，深いポケットが存在することが推測される．

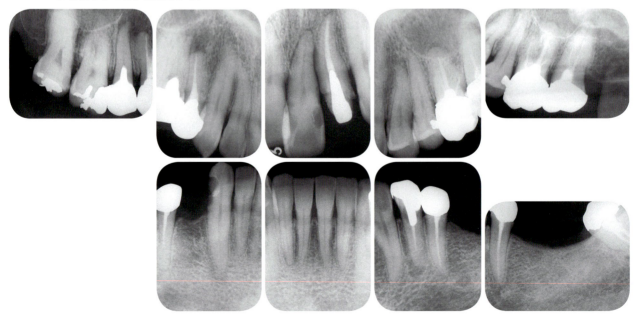

6-2 初診時のエックス線（1988年4月）．1⎿ は歯根膜の拡大がみられ，深い歯周ポケットが認められる．1⎿ 以外の歯は歯槽骨は安定している．

第7章 タイプ別 咬合異常のMTM治療例

現　症：(6-1～6-3)
・歯肉の性状は浮腫性である．
・|1 の前突．
・下顎前歯の疼痛．
・|1 以外の歯の歯周炎は軽度．

治療方針：
・歯周治療は，歯周基本治療．
・|1 は歯周基本治療に加えて歯周外科を行う（6-4）．
・歯周ポケットが浅くなってから矯正治療を開始．

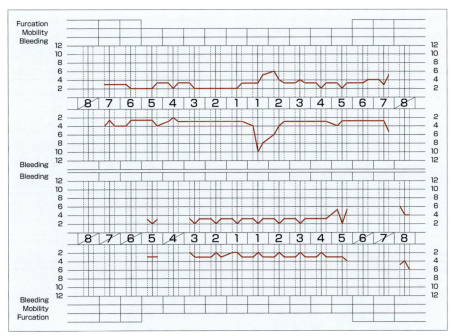

6-3 初診時から2カ月後のプロービングデプス（1988年6月）．|1 の口蓋側は10mmの骨縁下ポケットが存在する．

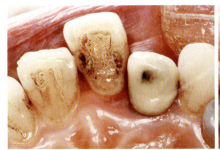 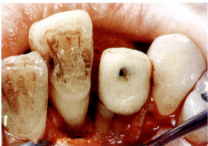 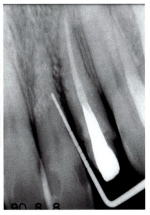

6-4 矯正治療前の手術時（1989年8月）．歯周基本治療後にも深いポケットが残存していたので，外科治療を行った．深い骨縁下ポケットが認められる．

Type Ⅱ 2

矯正歯科初診：59歳0カ月（6-5）

前のType Ⅱ：1の症例と症状がほぼ同じである．1|は挺出，|2は舌側転位を認めた．1|は|12との咬合性外傷を認めた．1年前から1|挺出と動揺を自覚しているとのことであった．

|2は舌側転位しており，対合歯とクロスバイトを形成していた．

下顎は部分床義歯が装着されていた．

矯正診断：

・1|挺出は歯周病に起因すると考えられる．増悪因子として，同部位の咬合性外傷の関与を疑う．
・この状態のままではさらなる悪化が予測される．

矯正治療方針：

・1|圧下と|2唇側移動

矯正装置：

・上顎床矯正装置

矯正治療中：59歳5カ月（6-6）

・治療開始3カ月後．
・上顎は床矯正装置を用いた．もっとも弱い力の2オンスのエラスティック，サイズは3/8インチを

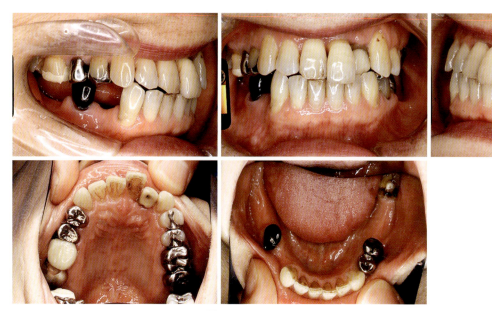

6-5 矯正歯科初診時の口腔内（1989年9月）．

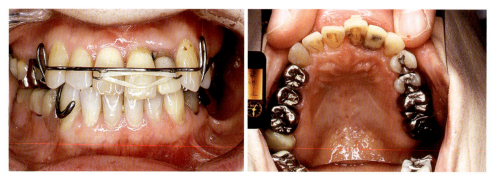

6-6 矯正治療中の口腔内（1990年3月）．レジンフックを介して約10gの圧下力が加わっている（第6章図6-5参照）．

用いて，1｜唇側に接着したレジンフックを介して圧下力を加えた．

・｜2は舌側にスプリングを付けて唇側移動を行った．

矯正治療終了後1年3カ月：60歳11カ月（6-7～6-9）

・動的治療期間は6カ月であった．写真はその1年3カ月後で，｜2ジャケット冠装着後の状態である．

・1｜1切縁の高さが揃っている．

・後戻り防止のために1｜1をスーパーボンドで連結固定した．

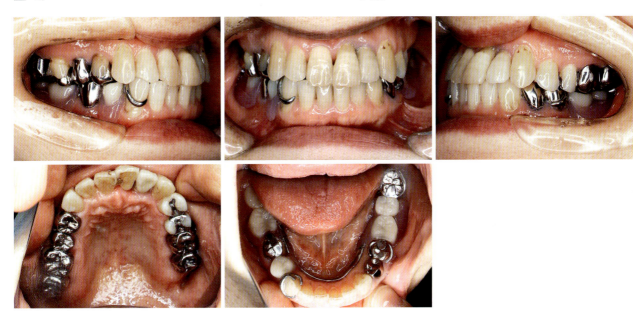

6-7　矯正治療終了後1年3カ月の口腔内（1991年9月）．

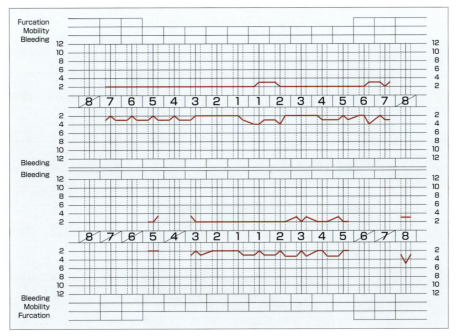

6-8　矯正治療後のプロービングデプス．全体的にポケットコントロールは成功している．問題の1｜も歯周外科とMTM（圧下）で安定した状態である．

Type II ②

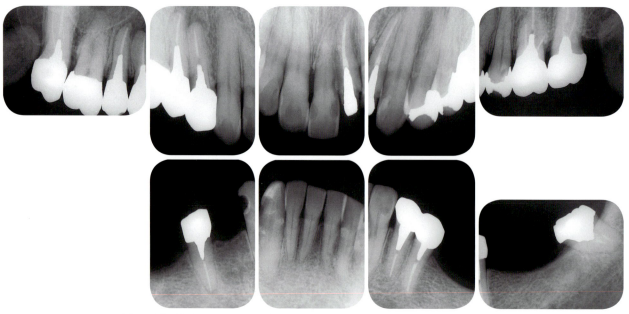

図6-9 矯正治療後のエックス線写真．MTM後も歯槽骨の状態は安定している．

- 床装置は保定床として使用を継続した．

矯正治療から13年9カ月後：73歳4カ月（図6-10）

- 動的治療終了から11年以上を経ても，悪化を認めない．
- 上顎の保定床は，夜間就寝時に使用している．
- スーパーボンドで1|1固定を行っている．
- 矯正歯科へは半年に1回の通院ペースを続けている．この時期の矯正歯科の対応はおもに観察である．
- 必要に応じてリテーナーの調整を行っている．

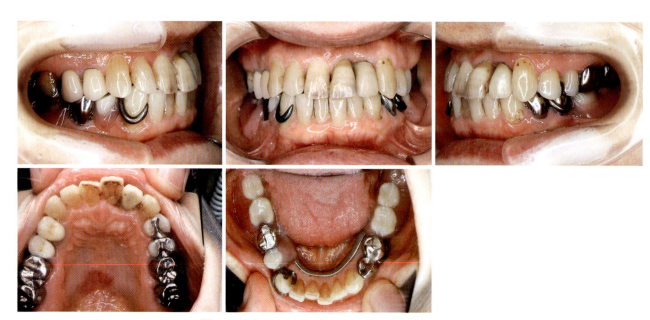

図6-10 治療後13年9カ月の口腔内（2004年2月）．

エックス線写真による経過観察：(6-11)

初診時のデンタルエックス線写真から，|1 の挺出を認める．|1 歯槽骨が退縮しており，特に遠心部の退縮が著しい．

動的治療終了後，経時的に形態改善を認め，その13年9カ月後には，明瞭な歯槽硬線が確認される．

メインテナンス：(6-12 〜 6-15))

患者のプラークコントロールもよく，メインテナンスの重要性も理解し，定期的なリコールに応じている．咬合も安定しており，間順調に経過している．

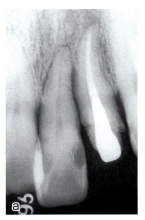 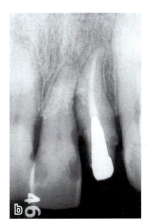 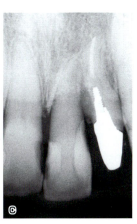

6-11 本症例のエックス線写真の比較．
 a：矯正歯科初診時（59歳0カ月）
 b：動的治療終了時（59歳8カ月）
 c：矯正治療から13年9カ月（73歳4カ月）

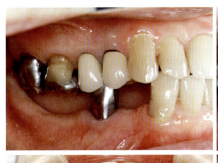 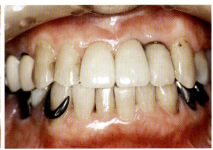 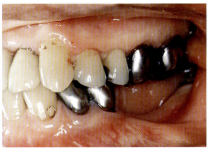
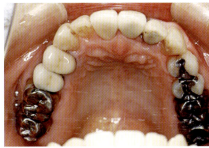 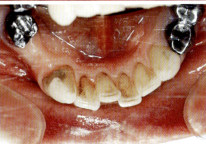

6-12　メインテナンス時の口腔内（2005年1月）．プラークコントロールも良好で，歯肉も炎症は認められない．

Type II 2

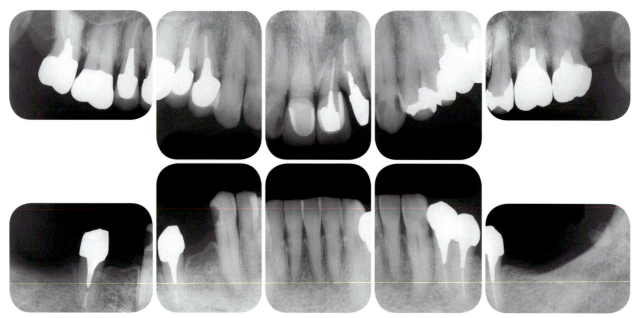

図6-13 メインテナンス時のエックス線写真（2006年8月）．歯槽骨の状態も良好である．

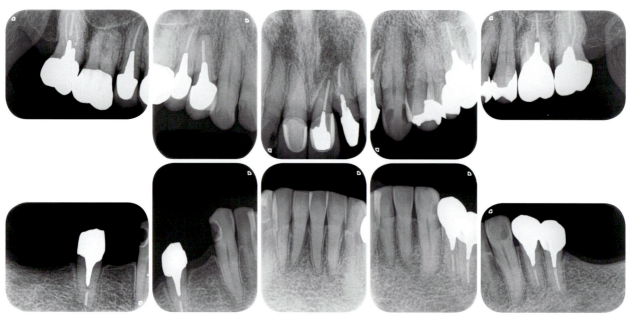

図6-14 メインテナンス時のエックス線写真（2008年）．歯槽骨の状態も良好さが維持されている．

第 7 章　タイプ別 咬合異常の MTM 治療例　　135

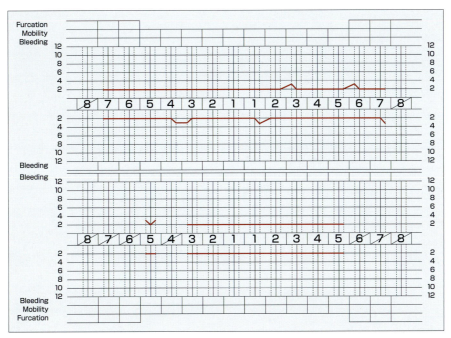

6-15　メインテナンス時のプロービングデプス（2013年5月）．歯周ポケットの再発もなく，プロービングデプスは3mm以下である．

タイプⅢ：正中離開

上顎正中離開である．タイプⅠと異なり前突は少ない．歯周病患者のMTMの中で，治療頻度は8.7%であった．

Case7は空隙を|4近心に集め，|4補綴処置で空隙を保隙した典型例である．

Case8は前歯を少し後退させることで，空隙を解消した．

Type Ⅲ　① Case 7：正中離開

患　者：女性・58歳6カ月（1944年2月生）
主　訴：前歯のすき間
診　断：慢性歯周炎
初診日：2002年9月
残存歯：7654321|1234567 / 7 54321|12345 7
矯正歯科初診：58歳6カ月（7-1）

3.0mmの大きな正中離開を認めた．正中離開は子供の頃からで，最近特に大きくなったという．|1の遠心傾斜と上唇小帯の低位付着を認めた．

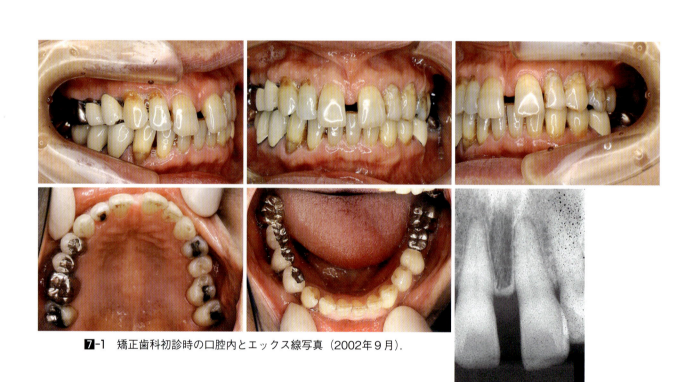

7-1　矯正歯科初診時の口腔内とエックス線写真（2002年9月）．

エックス線写真で，1|1 の歯槽骨吸収は軽度であった．模型分析の結果は，上顎の歯冠幅径はすべて平均よりも1標準偏差小さい．一方，歯列弓幅径は平均よりも1標準偏差大きい．Basal Arch Width も平均より大きかった．

矯正診断：
・正中離開は，歯と歯槽基底との大きさのアンバランスおよび上唇小帯の低位付着に起因していると思われる．
・増悪因子として，加齢現象と歯周病の関与を疑う．

矯正治療方針：
・左側偏位した|123 近心移動による正中離開閉鎖．
・空隙は|4 近心に集めて，|4 補綴処置により保隙を行う．

矯正装置：
・上顎床矯正装置

矯正治療開始：58歳6カ月（**7**-2）
・|1 に0.4mmのサンプラチナ矯正線による誘導線巻き込み式スプリングを鑞着した．
・30g以下の弱い矯正力で，作動距離は1mmである（1mm／1月の移動を行うため）．
・|1 近心移動の障害にならないように，|1 近心の床縁削合を行わなければならない．|23 の近心床縁も削合されている．
・唇側誘導線が|6 遠心から舌側に入り込んでいて，|3 スプリングを鑞着しやすい構造になっている．

矯正治療開始後3カ月：58歳9カ月（**7**-3）
・|1 は1mm／1月ペースの移動によって，3mm

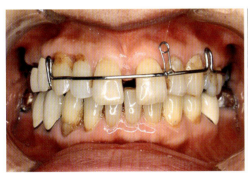 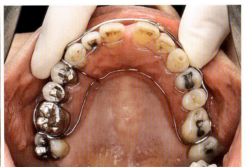

7-2 矯正治療開始時の口腔内（2002年10月）．

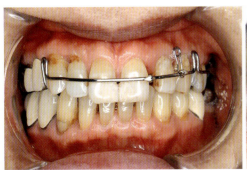 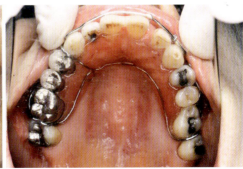 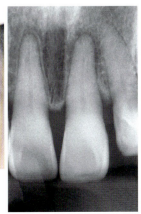

7-3 矯正治療開始後3カ月の口腔内とエックス線写真（2003年1月）．

Type Ⅲ 1

移動した．
- 戻らないように 1|1 隣接面をスーパーボンドで固定した．
- さらに唇側誘導線に，|1 の遠心への戻りを抑える 0.4mm 線のストップを鑞着した．
- そして，今度は |2 にスプリングを鑞着し，近心移動を開始した．

矯正治療終了：59歳3カ月（ 7 -4）
- 動的治療の期間は9カ月であった．
- |123 の近心移動にそれぞれ3カ月ずつかかった．
- 床矯正装置には，|12 に遠心への戻りを止める 0.4mm 線のストップを，|3 には近心移動の 0.6mm 線のスプリングを鑞着している．
- 正中離開のスペースを移動して，|34 間に空隙を

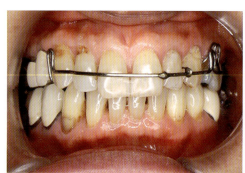
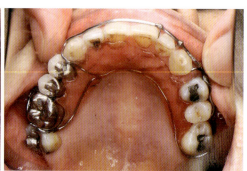

7-4　矯正治療終了時．矯正装置を装着した口腔内（2003年7月）．

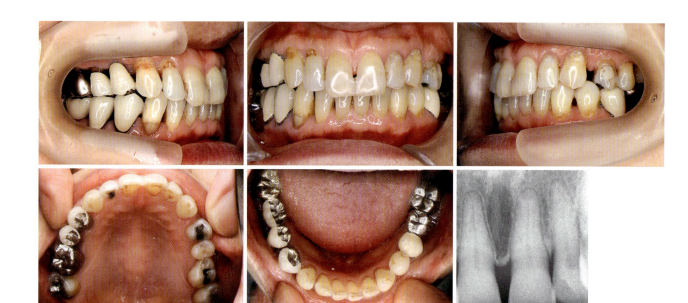

7-5　矯正治療終了時．装置を外した口腔内とエックス線（2003年7月）．

残した.
- ■-5は装置を外した状態である．|123 を移動したが，他歯にはまったく影響を及ぼしていない．
- エックス線写真では，|12 は良好である．

補綴治療終了：60歳1カ月（■-6）
- 古いレジン修復とアマルガム充塡があった|4の補綴治療が終了したときの状態である．
- |4はフルカバレッジのクラウンで，近心に保隙のポンティックを付加している．

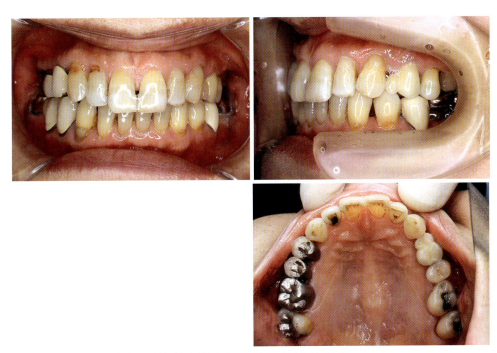

■-6　補綴治療終了時の口腔内（2004年5月）．

Type III 2 Case 8：正中離開

患　者：女性・50歳7カ月（1961年3月生）
主　訴：前歯の隙間
診　断：慢性歯周炎
初診日：2011年10月
残存歯：7654321|123456̲
　　　　7654321|1234567
矯正歯科初診：50歳7カ月（8-1）

21|12 ポーセレンジャケットクラウンは25年前に装着されたとのことである．正中離開は5年前から徐々に大きくなったという．正中離開の距離は2.3mmであった．

模型計測の結果，1と2の幅径は9.0mmおよび7.7mmであった．これは大きな値であり（日本人女子の平均値は1が8.2mm，2が6.6mmである），大きな他歯とのバランスがとれていた．したがって，ジャケットクラウンの幅径は適切だと思われた．補綴する前は開咬であったとのことである．ジャケット冠を長く作製して，前歯開咬を塞いだと思われる．

エックス線写真で全顎的な歯槽骨吸収を認める．1|1の歯槽骨吸収は歯根長の1/2以上である．

セファロ分析では，上下顎前歯の唇側傾斜度が少

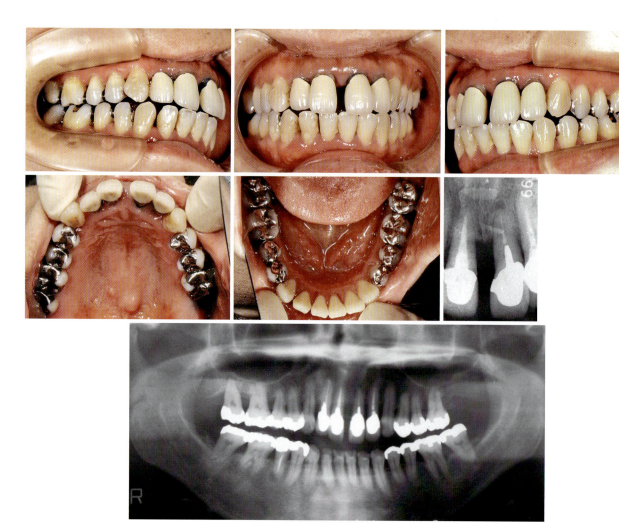

8-1　矯正歯科初診時の口腔内とエックス線写真（2011年10月）．21|12は25年前に製作されたメタルボンドクラウンであるが，特に問題はないと思われた．患者も再製作することを望んでいなかった．

し大きく，軽度の上下顎前突を認めた．

舌は大きく厚い．さらに安静時の舌前方位と嚥下時の突出癖を認めた．

矯正診断：
- 正中離開は歯周病と舌圧の関与によるPTMを疑う．また，軽度の上下顎前突と開咬を伴う．

矯正治療方針：
- はじめに下顎前歯を後退し，その後に|12 近心移動と 21|12 後退により，正中離開を閉鎖する計画である．

矯正装置：
- 上顎床矯正装置，下顎床矯正装置．

矯正治療開始：50歳8カ月（8-2）
- 初回月は下顎床矯正装置のみを装着した．唇側誘導線の3|3に鑞着した真鍮線フックに5/16インチ・2オンスのエラスティックを2本結んでかけた．
- 翌月からは上顎床矯正装置を装着し，エラスティックによる 21|12 舌側移動と0.4mmサンプラ線の巻き込み式スプリングによる|12 近心移動によって正中離開を閉鎖した．

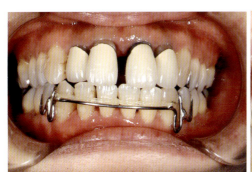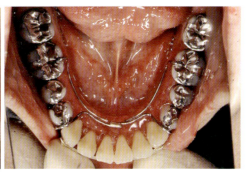

8-2 矯正治療開始時の口腔内（2011年11月）．装置はホーレーリテーナーと同じ構造である．4|4 にクラスプを，6|6 にレストを設置した．前歯の舌側移動を妨げないように，前歯舌側のレジン床を削合しておく必要がある．

Type Ⅲ 2

矯正治療終了：51歳1カ月（8-3）
- 動的治療期間は5カ月であった．
- 上下顎ともに空隙が閉鎖した．
- 術前と術後のセファロ重ね合わせで，上下前歯ともに1mmの後退を認めた．
- 1|1間を0.0195コアキシャルワイヤーでスーパーボンドにより固定した．脱離防止と違和感を少なくするために，クラウンに溝を作ってワイヤーを埋め込んだ．
- 使用した床矯正装置をリテーナーとして夜間使用を指示した．

矯正治療終了後3年7カ月：54歳8カ月（8-4）
- 1|1間の舌側ワイヤー固定のほかに，夜間の就寝時に床矯正装置を用いている．前歯を舌側移動

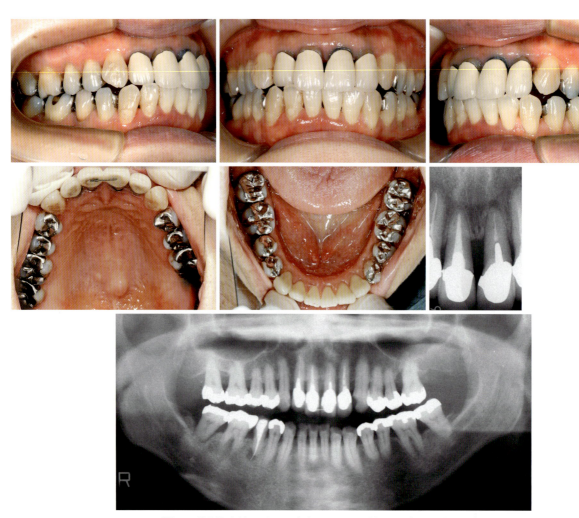

8-3 動的治療終了時の口腔内とエックス線写真（2012年4月）．

第7章 タイプ別 咬合異常のMTM治療例

したので，その後戻りを抑えるためである．

矯正装置を装着した状態：55歳4カ月（8-5）

・床矯正装置の便利なのは，動的治療後に保定装置として使用できることである．

・鑞着部位は，経年劣化により外れることがある．スプリングが外れると危険であるが，誘導線に巻き込んであるので脱落して飲み込むことはない．

・かかりつけの一般歯科で補綴治療を行うと装置が不適合となるが，その度に調整して対応している．

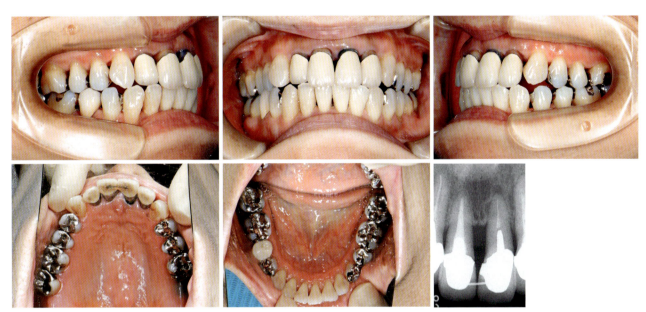

8-4 矯正治療終了から3年7カ月後の口腔内とエックス線写真（2015年11月）．

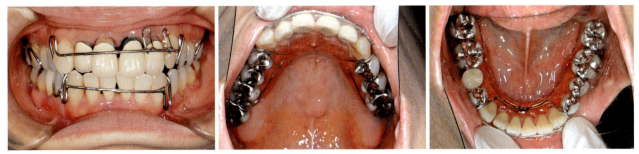

8-5 矯正装置を装着した状態（2016年7月）．唇側誘導線をモディファイして前歯にフィットさせてある．|12 スプリングも保定のために残してある．

タイプⅣ：下顎前歯叢生

歯周病患者の下顎前歯叢生は，下顎前歯を1本抜歯してMTMを行うことが多い．なぜなら，前方分力によって近心移動した臼歯を後方に戻すことは困難だからである．抜歯部位の選択基準は，①もっとも予後が不安な歯＝歯槽骨吸収がもっとも進んだ歯，②転位がもっとも大きな歯，である．

Case 9は唇側転位が大きな1̄を抜歯した症例である．

また，喪失歯のスペースを利用できるならば，それを積極的に利用したい．Case 10は喪失歯|6̄のスペースを利用した．

Type Ⅳ ① Case 9：下顎前歯叢生

患　者：女性・70歳0カ月（1943年9月生）
主　訴：下の前歯の凸凹を治してほしい
初診日：2013年9月
残存歯：76 4321|1234567 / 654321|12345 7
既往歴：
・骨粗鬆症につき，ボンビバ静脈注射を受けている．

矯正歯科初診：70歳0カ月（**9**-1）

かかりつけ一般歯科からの勧めで当院を受診した．問診では，前歯叢生の発症については不明であった．|12間に歯間空隙を認め，歯槽骨吸収もあるので，PTMの関与が疑われた．

1̄/1̄はともに唇側転位している．後で上顎前歯の舌

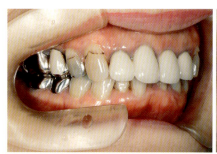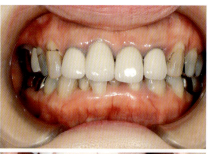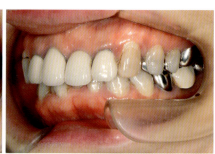
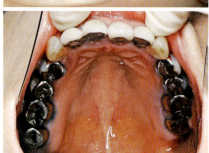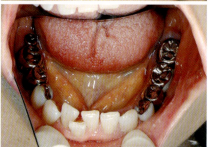
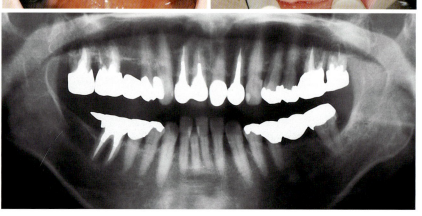

9-1　矯正歯科初診時の口腔内とエックス線写真（2013年9月）．下顎前歯の歯槽骨吸収は歯根長の1/2くらいであった．歯間離開もあるので，PTMの関与を疑う．年齢の割には歯頸部の鼓形空隙がないが，矯正治療後にはかならず鼓形空隙が生じる．

面形態の修正も必要になる．

矯正診断：

・$\overline{2\!+\!2}$ 叢生は，前方分力のほかに PTM の関与を疑う．

矯正治療方針：

・もっとも歯列から外れた $\overline{1|}$ を抜歯．
・$\frac{2\!+\!2}{2\!+\!2}$ 咬合は，矯正治療のディテイリングと $\underline{2\!+\!2}$ 舌面の咬合調整で仕上げることとした．
・$\overline{2\!+\!2}$ は歯槽骨吸収が大きいので，矯正治療後に舌側固定とする．

矯正装置：

・$\overline{4\!+\!4}$ セクショナルブラケット

抜歯後の経過観察：（9-2）

・本症例は，骨粗鬆症につきボンビバ静脈注射が計画的に行われていた．矯正治療中は注射を止めることにした．
・抜歯後2カ月間経過観察を行って，治癒を確認した後に矯正治療を開始した．

矯正治療開始：70歳2カ月（9-3）

・$\overline{4\!+\!4}$ に0.022スロットのブラケットを装着した．ワイヤーは0.012ニッケルチタンのホワイトワイヤーを用いた．

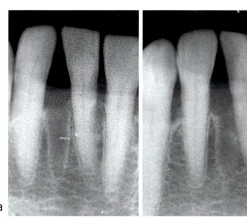

9-2 $\overline{1|}$ 抜歯後のエックス線写真．
　a：抜歯後12日の状態．b：抜歯後76日の状態．$\overline{1|}$ の歯槽骨レベルが下がったように思われるが，抜歯窩の異常はなかった．

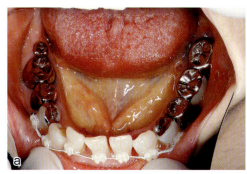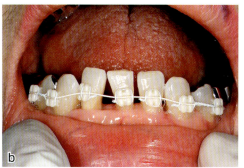

9-3 矯正治療開始時の口腔内（2013年12月）．
　a：セクショナルブラケットは $\overline{4\!+\!4}$ に装着した．b：前歯被蓋が深いので，干渉を避けるためにブラケットは深い位置に装着した．

Type Ⅳ 1

矯正治療終了：71歳0カ月（9-4）
- 治療期間は9カ月間であった．
- ワイヤーは，0.012ニッケルチタンワイヤー，0.014ニッケルチタンワイヤー，0.016ステンレススチールワイヤーをそれぞれ1カ月ずつ使用した．その後，0.016×0.022ステンレススチールワイヤーを6カ月間使用してディテイリング（微調整）を行った．
- 鼓形空隙を小さくするために，メタルストリップで隣接面のストリッピングを行った．

治療前後の前歯咬合：（9-5）
- 最終的なディテイリングによって，咬合接触のバランスをとらなければならない．ディテイリングには6カ月間を要した．

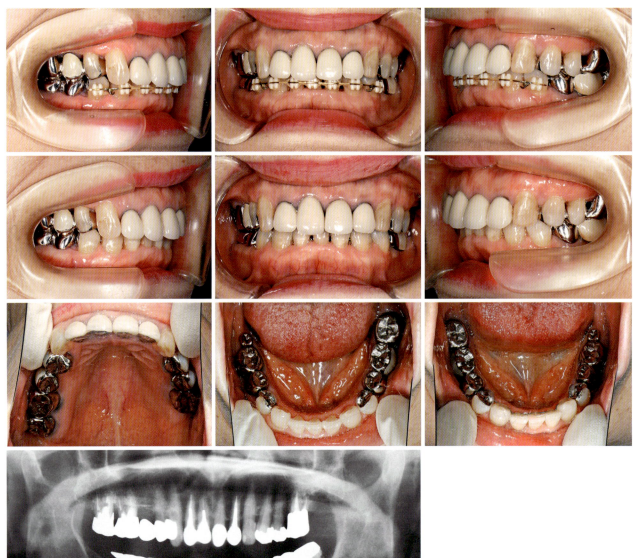

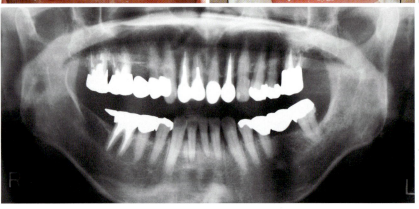

9-4 矯正治療終了時の口腔内とエックス線写真（2014年9月）．最上段は装置撤去前の状態である．2段目以降は装置を撤去した状態ある．$\overline{3+3}$の舌側を0.019コアキシャルワイヤーで固定した．

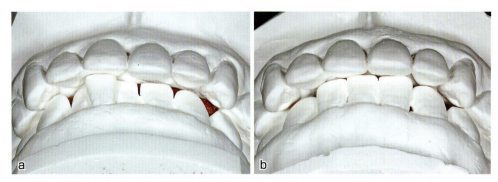

9-5 初診時（a）と矯正治療終了時（b）のスタディーモデル写真．ワイヤーにファーストオーダーベンドとセカンドオーダーベンドを入れて微調整を行い，2̄+2̄ との咬合接触が得られた状態がbである．

Type IV ② Case 10：下顎前歯叢生

患　者：男性・40歳（1953年4月生）
主　訴：下顎前歯の叢生の治療（ホルンの演奏に支障がないように）
診　断：軽度の慢性歯周炎
初診日：1993年5月
残存歯：7654321|12345_7
　　　　 7_54321|12345_7
既往歴：
- 腫れたり膿が出ていた|6/6|を14日位前に他院で抜歯した．動揺はしていなかった．
- 抜歯後，下顎の前歯がずれてきた．以前は歯並びはよかった．
- かつては上顎前歯も悪かった．ブラッシングでよくなったが，歯肉が後退した．

現　症：(⑩-1〜⑩-3)
- 下顎前歯の叢生が認められた．
- 歯肉は線維性．
- ポケットは軽度．

治療方針：
- 歯周炎の程度は軽度であるので，歯周基本治療のみで対応する．
- 下顎前歯部に叢生があるのでMTMを行い，下顎の臼歯部のブリッジにて咬合の安定を得る．
- 下顎前歯部のMTMを行った結果としてホルンの演奏に影響があるかどうか，患者とともに検討することにした．

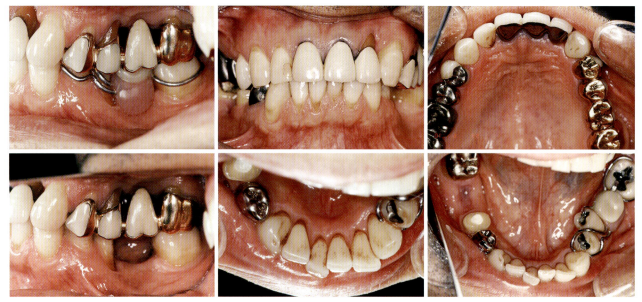

⑩-1　初診時の口腔内（1993年5月）．歯肉は軽度の炎症が認められるが，歯周組織破壊は軽度である．

第7章 タイプ別 咬合異常のMTM治療例　149

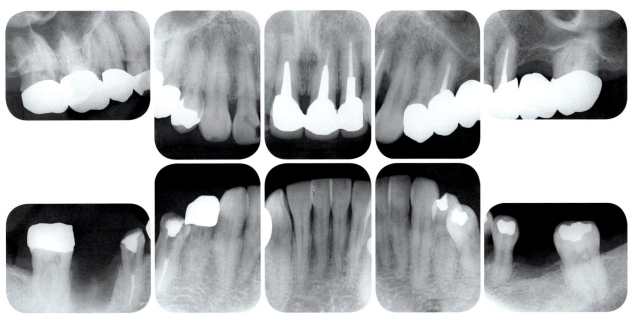

10-2 初診時のエックス線写真．歯槽骨の破壊は軽度である．

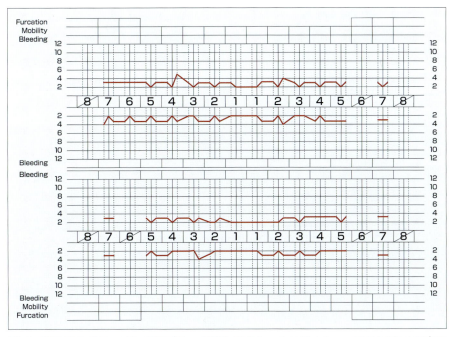

10-3 初診時のプロービングデプス．全顎的にポケットは深くない．MTMを行う予定の歯も歯周組織の破壊は軽微である．

Type Ⅳ 2

矯正歯科初診：41歳9カ月（10-4）

　本症例の主訴は「最近下顎前歯の感じが以前と異なるために楽器が吹きづらい．元どおりにしてほしい」である．問診では下顎前歯の叢生は35歳から悪くなったという．下顎前歯の歯槽骨・歯根は良好であり，|5の舌側傾斜を認めた．

矯正診断：
・下顎前歯叢生は前方分力による543|345近心傾斜が主な原因だと思われる．
・|5舌側傾斜による鋏状咬合を認める．

矯正治療方針：

・|345遠心移動により下顎前歯部のディスクレパンシーを解消する．
・⑤6⑦ブリッジ前の処置として，|5アップライトを行う．
・|5アップライトにより咬頭干渉が生じるので，|5を抜髄して歯冠削合を行う．

矯正装置：
・下顎床矯正装置と3⏉3セクショナルブラケット

矯正治療開始：42歳1カ月（10-5）
・|3457の部分的床矯正装置を用いて，|5の遠心移動を行った．

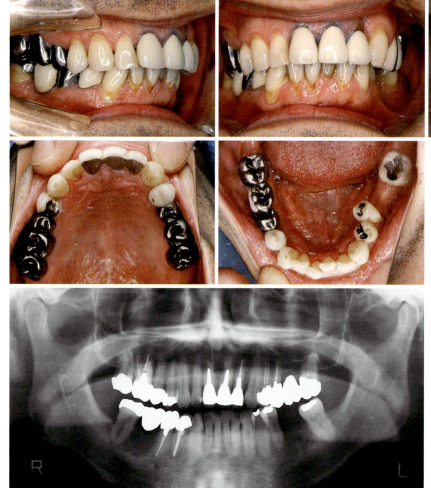

10-4 矯正歯科初診時の口腔内とエックス線写真（1995年2月）．|543の近心傾斜が著明であるが，矯正治療は|345遠心移動により行った．

- 「5の頬側に接着したリンガルボタンから「7クラスプ部の真鍮線フックにエラスティックをかけた．サイズは1/4インチ・2オンスである．

矯正治療開始後1カ月：42歳2カ月（**10-6**）

- 「5が少し遠心移動したので，頬側移動の方向へエラスティックをかけ変えた．
- 頬側ワイヤーに鑞着した真鍮線フックにもエラスティックをかけることによって，力の方向を変えた．
- エラスティックの張り方を長くしたので，サイズを3/8インチ・2オンスにした．

矯正治療開始後5カ月：42歳6カ月（**10-7**）

- 「5の頬側・遠心移動がなされたので，「4の遠心移動を行った．そのために，0.6mmサンプラ線のスプリングを頬側のガイドワイヤーに鑞着した．

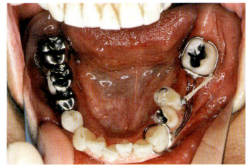
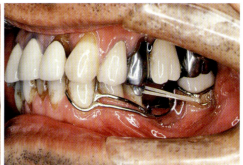

10-5 矯正治療開始時の口腔内（1995年6月）．「5遠心移動から着手した．

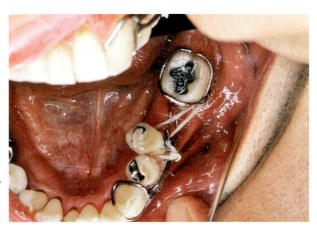

10-6 矯正治療開始後1カ月の口腔内（1995年8月）．エラスティックのかけ方を変えた．

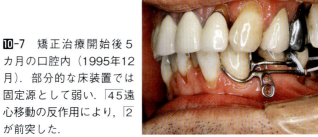
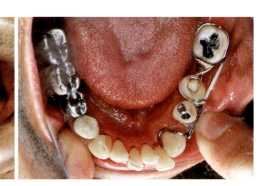

10-7 矯正治療開始後5カ月の口腔内（1995年12月）．部分的な床装置では固定源として弱い．「45遠心移動の反作用により，「2が前突した．

Type IV 2

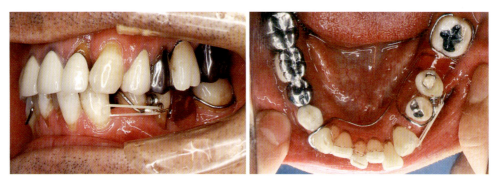

図10-8　矯正治療開始後5カ月の口腔内（1995年12月）.「3遠心移動を開始した.

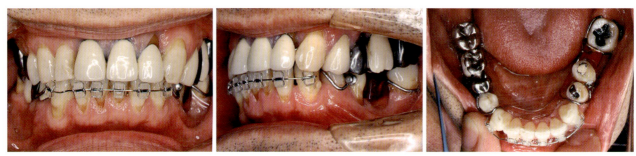

図10-9　矯正治療開始後9カ月の口腔内（1996年3月）.セクショナルワイヤー装着後1カ月の状態.「45の
リラップスを防ぐために，床装置を併用した.

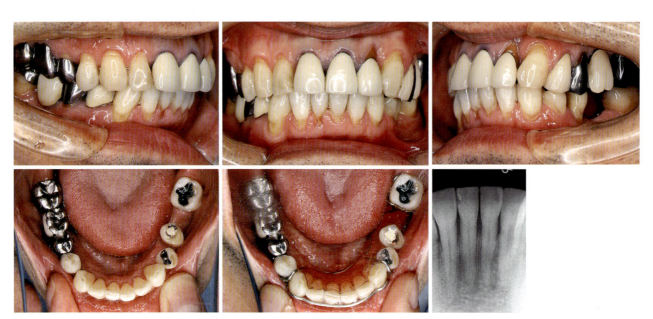

図10-10　動的治療終了時の口腔内とエックス線写真（1996年10月）.

矯正治療開始後5カ月：42歳7カ月（⓾-8）
- 3⎯の遠心移動を行うために床装置を作り替えた．
- 固定源強化のために装置を3⎯7までに大きくした．
- 3⎯の遠心移動のために，スーパーボンドで唇面にレジンフックを形成し，3/16インチ・3オンスのエラスティックをかけた．
- 2カ月で3⎯の遠心移動が完了し，3⎯3セクショナルブラケットで前歯の整列を行った．

矯正治療開始後9カ月：42歳10カ月（⓾-9）
- セクショナルワイヤーは0.014ニッケルチタンワイヤーを1カ月，0.016ステンレススチールワイヤーを7カ月使用した．

動的治療終了：43歳5カ月（⓾-10）
- ブラケットを撤去して，ホーレータイプのリテーナーを装着した．
- 歯槽骨・歯根ともに良好であった．

⑦6⑤4⎯⑤6⑦ ブリッジ装着：45歳11カ月（⓾-11）
- 4⎯抜歯後，⑦6⑤4⎯⑤6⑦にブリッジが装着された．2⎯2舌側に固定式リテーナーを装着した．

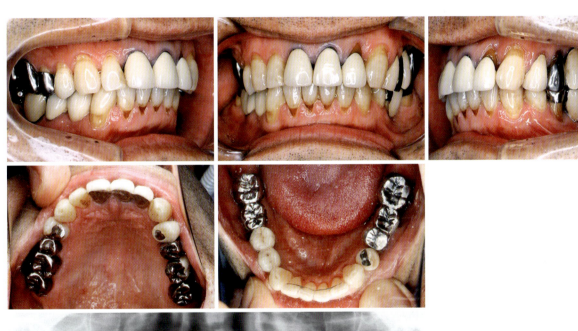

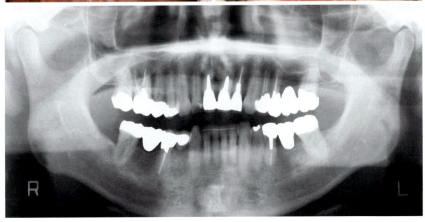

⓾-11　ブリッジ装着時の口腔内とエックス線写真（1999年5月）．矯正治療後に補綴処置が終了し，安定した状態である．

Type IV 2

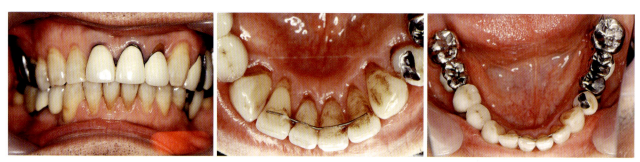

10-12 メインテナンス時の口腔内（2008年12月）．初診から15年半．プラークコントロールもよく，歯肉も安定している．

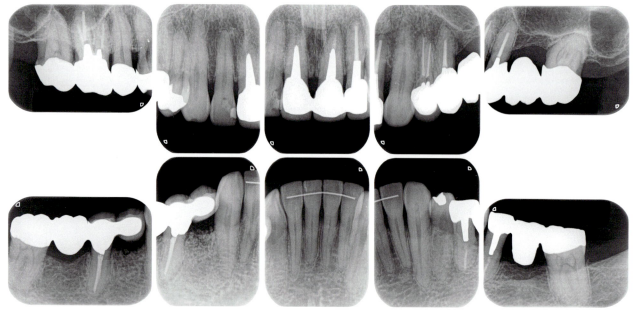

10-13 メインテナンス時のエックス線写真．全顎的に歯槽骨は安定している．MTM後の歯の歯周組織の状態も良好である．

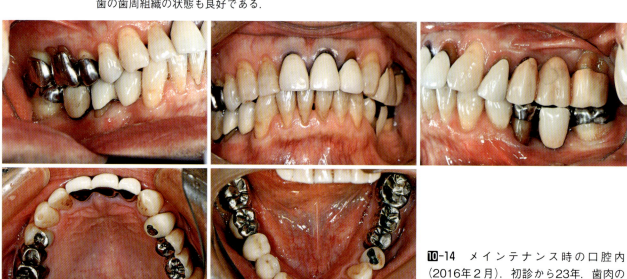

10-14 メインテナンス時の口腔内（2016年2月）．初診から23年．歯肉の退縮は若干みられるが，歯肉の状態は良好である．

メインテナンス：(⓾-12 〜 ⓾-16)

患者のプラークコントロールもよく，メインテナンスの重要性も理解し，定期的なリコールに応じている．歯周組織や咬合の状態も安定しており，25年間順調に経過している．

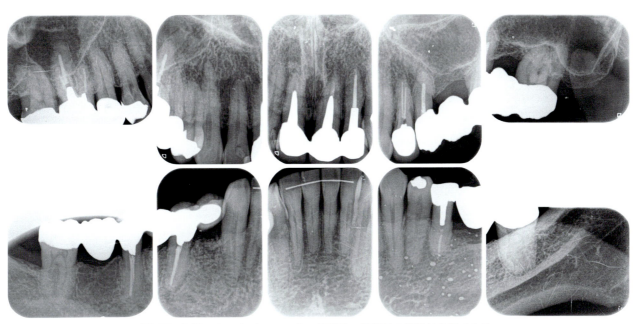

⓾-15 初診から23年時のエックス線写真．歯槽骨の状態は良好である．

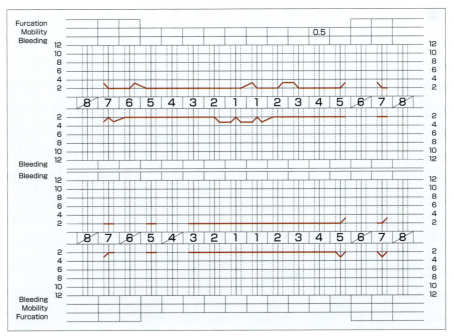

⓾-16 初診から23年時のプロービングデプス．プロービングデプスの増加もなく，良好な経過である．

タイプⅤ：前歯反対咬合

　前歯反対咬合は，歯性の要因，骨格性の要因，機能的な要因を精査する必要がある．一般に，骨格性の要因が大きいほど，治療は困難である．セファロ分析を行って精査しなければならない．

　Case11，Case12ともに骨格的な要因は少なかった．

　Case11は歯性の要因に加えて機能的な要因もあった．

　Case12は歯性の前歯反対咬合であった．

Type V　1　Case 11：前歯反対咬合

患　者：男性・40歳（1963年12月生）
主　訴：歯槽膿漏の治療を希望
診　断：重度の成人性歯周炎
初診日：2004年10月
残存歯：$\dfrac{321|1\ 3\ \ 67}{76654321|1\ 3\ 5}$
既往歴：

- 喫煙歴は，20年間にわたり1日約20本．
- 禁煙指導が必要であるが，すでに2003年より自主的に禁煙に取り組んでいる．

現　症：(11-1〜11-3)

- 前歯部は反対咬合．
- 歯石の沈着が認められる．
- 歯肉は全体的に線維性であり，長い喫煙の影響で黒色である．

治療方針：

- 歯肉が線維性でプロービングデプスパターンも咬合型であり，「治りにくい歯周病」と思われるため，歯周基本治療と"力"のコントロールを行うこととした．

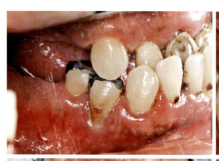 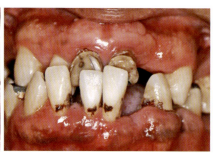 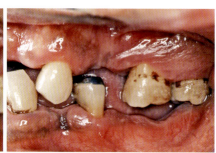
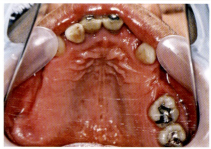 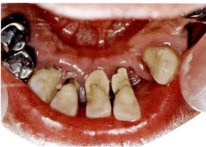

11-1 初診時の口腔内（2004年10月）．歯肉は線維性であり，縁上縁下にも歯石の存在が認められる．咬合は前歯部では反対咬合であり，3|と|4のみで咬合維持されていた．

- 矯正治療は，歯周治療の上からも審美的なことからも必須である．
- 転勤の予定があり，時間的な制限があるので，炎症のコントロールは縁上のプラークコントロールを十分に指導した後，縁下のプラークコントロールは矯正治療と平行して行うこととした．
- 修復処置は上顎右側欠損部に $\underline{6}$ の口蓋根を移植し，上下顎フルクロスアーチブリッジとする．

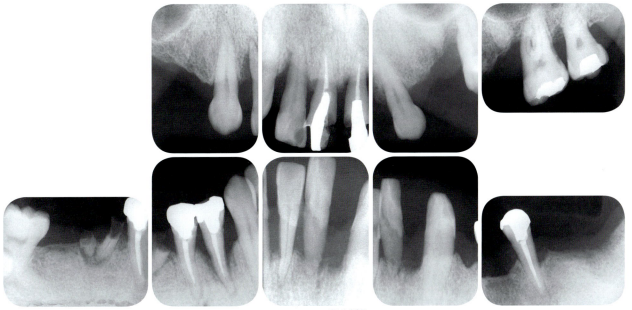

11-2 初診時のエックス線写真．歯槽骨の吸収は $\frac{21|1367}{4321|1}$ で著しく，根尖近くまで吸収が認められる．また，唯一の咬合支持歯である $\overline{4|}$ は歯根膜の著しい拡大がみられ，咬合性外傷の兆候がみられる．前歯部の反対咬合を是正するためにMTMが必要であるが，残存歯周組織が少ないため，ライトフォースによるバイオロジカルMTMが必須である．

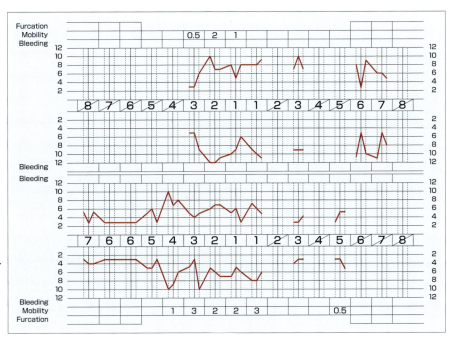

11-3 初診時のプロービングデプス．$\frac{21|1367}{4321|1}$ ではプロービングデプスは深く，また歯の動揺も著しい．プロービングデプスパターンは咬合型である．

Type V 1

矯正歯科初診時：42歳5カ月（11-4・11-5）

本症例の主訴は「咬み合わせが悪い．反対咬合である．歯が弱い」であった．なんとかしたいと思ったが，すぐにアイデアは浮かばなかった．

矯正治療が可能か否かを決めるために，そして患者におおよその治療方針と矯正料金を提示するために，パノラマエックス線写真撮影と印象採得を行って，後日もう1度矯正相談を行った．

再相談後に患者の矯正治療の希望を受けて，セファロと顎関節規格エックス線写真撮影（シュラー法）を行い精査した．10年前から右側顎関節のクリック音を自覚していた．

矯正診断：

・セファロ分析から，臼歯喪失によるオーバークロージャー（過度の咬み込み）を疑う．
・骨格的にはⅠ級で，下顎前歯の唇側傾斜が著しい．

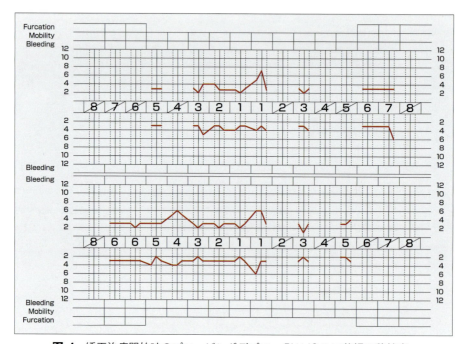

11-4 矯正治療開始時のプロービングデプス．5|は|6の口蓋根の移植歯．

・顎関節エックス線写真から，右側下顎頭の機能的な前方位を認める．

矯正治療方針：
・バイトアップと前歯反対咬合の改善

矯正装置：
・上下顎ともに人工歯付き床矯正装置

矯正治療開始：42歳6カ月（**11-6**）
・上下顎床装置に人工歯を付けてバイトを挙げた．

・人工歯が付くと機能的・審美的にもよくなるので，患者はしっかり使用してくれる．
・上顎前歯を唇側移動させるための作動部は，0.6mmサンプラ線によるユニット型スプリングである．維持部を床に埋めこんである．
・下顎は唇側線を少し舌側に作動するようにアクティベートし，翌月からは弱いエラスティックを唇側誘導線に添って張った．

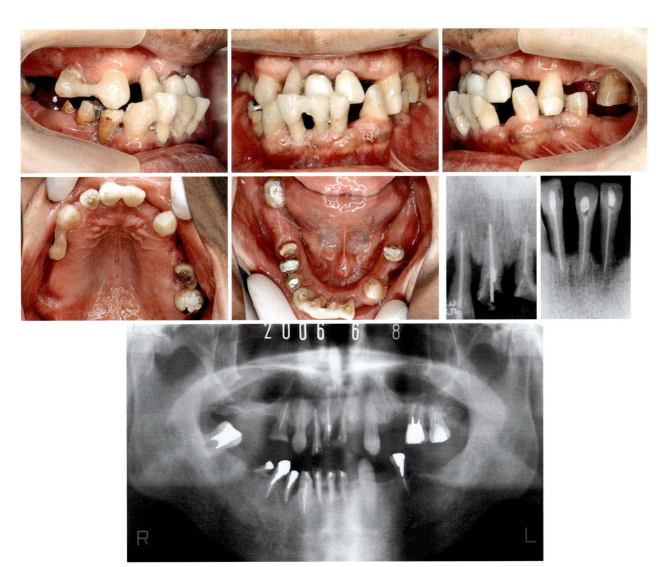

11-5 矯正歯科初診時の口腔内とエックス線写真（2006年6月）．歯列・咬合の崩壊が著しい．また，歯槽骨吸収も高度である．一見，非常にシビアな症例である．しかし，バイトアップと機能的要因を利用できるので前歯反対咬合の改善はやさしい．

Type V 1

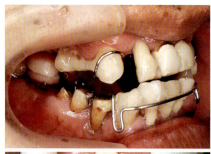
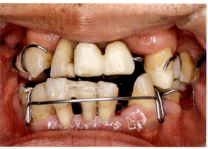
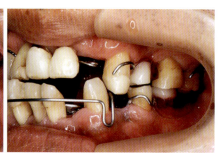
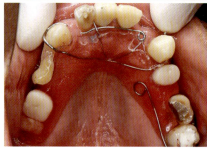
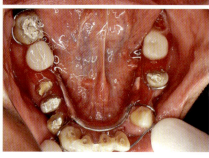

図11-6 矯正治療開始時の口腔内（2006年7月）．バイトアップする高さの目安は切端咬合位である．この後，2|の切縁を削合して高さを低くした．

- 上顎床装置の鉤歯は 3|3 を選択した．残存歯の中では歯槽骨破壊が少なく，固定源として使用可能であった．
- 下顎の鉤歯も，同じ観点から 7|5 を選択した．

矯正治療終了：42歳11カ月（図11-7）

- 治療期間は5カ月であった．
- 前歯反対咬合は改善された．右側顎関節のクリック音が消失した．
- バイトアップにより，下顎が顎関節を中心とした後下方回転を採ると，下顎前歯部は後方へと移動する．また，バイトアップにより前歯咬頭干渉がなくなると，下顎の機能的前方位がとれて後方へ移動する．歯の移動自体はあまり大きくはない．
- エックス線写真で歯根・歯槽骨の悪化を認めない．

治療前後における下顎頭位の比較：（図11-8）

- 図の左側が治療前，右側が治療後の咬頭嵌合位におけるシュラー法による顎関節規格エックス線写真である（治療後の番号が若いのは番号を2桁でローテーションしているためである）．

- 右顎関節の初診時は，下顎頭が下顎窩に対して前方に位置していたが，矯正治療後では後上方位へと変化した．前歯反対咬合が改善されることによって，下顎が後方へと誘導されたといえる．機能的な前方位を採る前歯反対咬合者の矯正治療においては望ましい変化である．
- 左顎関節の下顎頭位は，ほとんど変化を認めない．
- なお，筆者は術前に行う前歯反対咬合者の機能分析を，この顎関節経頭蓋エックス線規格写真を用いて行っている[1, 2]．規格写真なので，咬頭嵌合位と切端咬合位における下顎頭位の比較により，機能的要因を計測できる．左右の下顎頭位を分析するので，側方への偏位も識別できる．ここでの切端咬合位とは，はじめに術者が下顎を後方に誘導した後に，患者が自ら再現できる位置である．補綴でいうCRに近い位置である．エックス線写真を用いた簡便なCO-CR診査である．

矯正治療前後における下顎位の変化：（図11-9）

- 本症例の術前・術後のセファロ重ね合わせを示す．

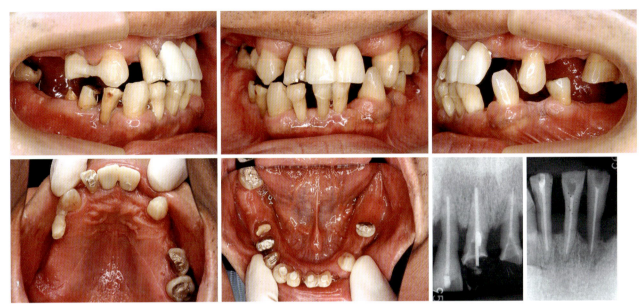

11-7 動的治療終了時の口腔内とエックス線写真（2006年12月）．池田歯科クリニックでの徹底したハイジーンコントロール下でMTMが行われた．その結果，良好な歯周組織の状態で，予定どおりのMTMを終えることができた．

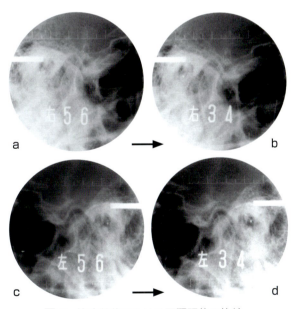

11-8 治療前後における下顎頭位の比較．
　a：初診時右顎関節，b：治療後右顎関節
　c：初診時左顎関節，d：治療後左顎関節

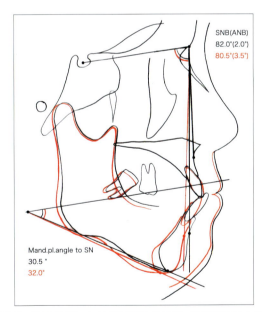

11-9 治療前後における下顎位の比較（SN基準による）．
──　初診時：42歳5カ月，── 治療後：42歳11カ月

・顎関節付近を中心とした後方回転と，前述の機能的前方位の改善による下顎の後方移動を認めた．

本症例は術前にオーバークロージャーと機能的な要因を認めたが，それらが改善されていた．

Type V 1

メインテナンス：(11-10～11-13)

　上下顎のフルブリッジが装着されており，う蝕予防やプラークコントロールのチェックのためにも定期的なリコールによるメインテナンスが必須である．患者は職業が忙しい営業であるが，定期的に来院している．

　睡眠時ブラキシズムが強く，そのコントロールには成功しているが，その効果が維持されているかどうかメインテナンスプログラムに組み入れている．

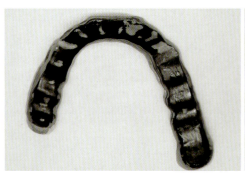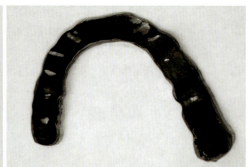

11-10 自己暗示前と暗示後のスプリント上のファセットの状態．"力"が関与していると診断していたので睡眠時ブラキシズムの評価を池田式評価法で行った．睡眠時ブラキシズムの強さは，中程度より強かった（B-2強）．そこで睡眠時ブラキシズムのコントロールを自己暗示法で行った．自己暗示後には弱いB-1まで減少した．

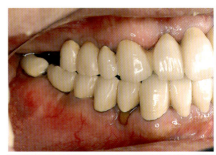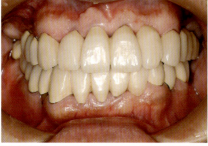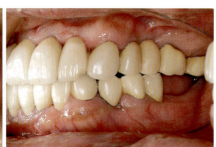
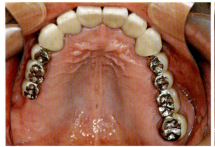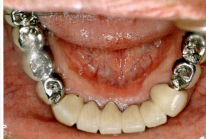

11-11 メインテナンス時の口腔内（2010年4月）．修復処置は上顎右側臼歯部に|6 の口蓋根を移植し，上下顎ともフルのクロスアーチブリッジを装着した．

第7章 タイプ別 咬合異常のMTM治療例

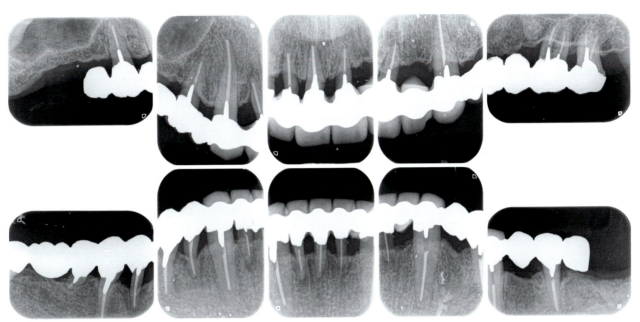

11-12 メインテナンス時のエックス線写真．MTMを行った 21｣，｜3，｢1，｢21 は歯槽骨の再生がみられる．全顎的に歯槽骨は安定している．

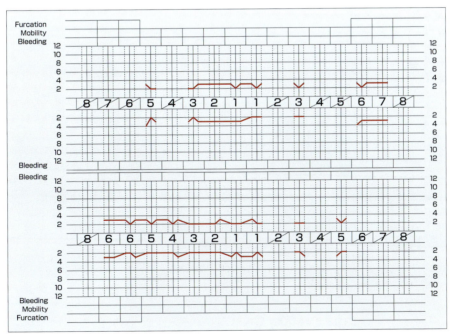

11-13 メインテナンス時のプロービングデプス．プロービングデプスが減少し，良好な状態である．｜5 は ｜6 の口蓋根の移植歯．

Type V 2 Case 12：前歯反対咬合

患　者：男性・65歳（1947年1月生）
主　訴：歯の動揺
診　断：重度の成人性歯周炎
初診日：2012年2月
残存歯：$\frac{7\ 321|1234\ 6}{87654321|12345\ 7}$
既往歴：
・喫煙は，1日約20本．

現　症：(12-1〜12-3)

・前歯部は反対咬合．
・歯肉は全体的に浮腫性であり，長い喫煙の影響がみられる．
・下顎前歯には歯石の沈着が認められる．
・$\overline{7}\overline{1}$と$\underline{6}$の頰側遠心根は根尖まで歯周組織破壊があった．

治療方針：

・プロービングデプスパターンは炎症型のため「治りやすい歯周病」と思われる．
・歯周治療は歯周基本治療で行うこととした．
・矯正治療は歯周治療の上からも審美的なことからも必須である．歯周基本治療でポケットをコントロールしたのち，矯正治療を行うこととした．
・$\overline{7}\overline{1}$と$\underline{6}$の頰側遠心根は保存不可能で抜歯することにした．
・上顎右側の臼歯部は欠損となるので，その対応としては部分床義歯・インプラント・歯牙移植が考えられるが，$\overline{5}\overline{4}$を右側の臼歯欠損部に移植した．その後に矯正を行う．
・上下の修復処置はフルのクロスアーチブリッジを設計した．
・ヘビースモーカーであったので禁煙指導を行うこととした．

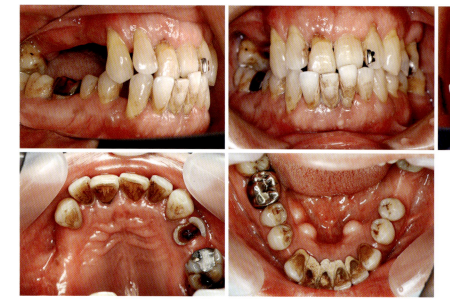

12-1　初診時の口腔内（2012年2月）．著しい浮腫性の歯肉の炎症がみられる．前歯部は反対咬合である．

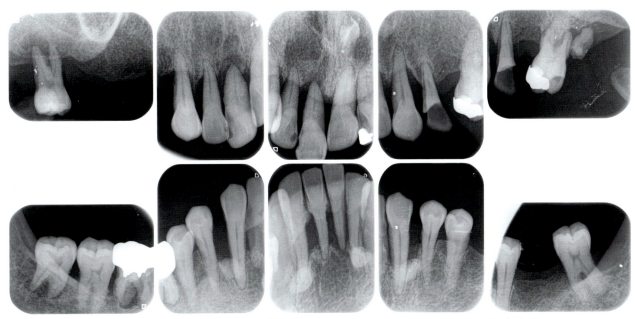

12-2 初診時のエックス線写真．7 1|1 は骨吸収が根尖部にまで及んでいた．|6 の遠心根も吸収が根尖部にまで及んでいた．32|23 / 321|23 の歯槽骨は根尖近くまで吸収していた．

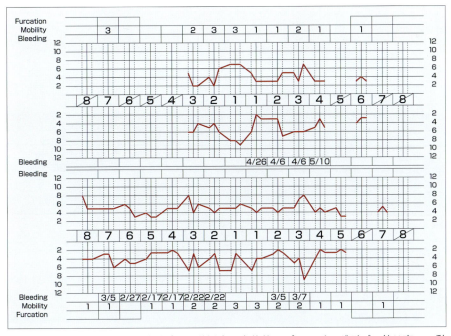

12-3 初診時のプロービングデプスと動揺度．全体的にプロービングデプス値は高い．動揺も著しい．矯正する際にはライトフォースによるバイオロジカルMTMが必須である．

Type V 2

矯正歯科初診：65歳10カ月（12-4）

1⎤抜去歯は，隣接歯とスーパーボンドで固定されていた．下顎前歯は連結固定しないと使用が困難な状態である．矯正治療中も，固定がないと不可能だと思われた．

矯正診断：

- セファロ分析から，下顎前歯のフレアーアウト（過度の唇側傾斜）を認める．
- 骨格的にはⅠ級．
- 機能的な下顎前方位を認めない．

矯正治療方針：

- 補綴前矯正として1⎤ポンティックの撤去とその部分の空隙閉鎖．
- 2⎤⎦2舌側移動．

矯正装置：

- 下顎床矯正装置

矯正治療開始：66歳0カ月（12-5）

- 本床装置は，クラスプが主な固定源である．固定源を強化するために7̄3̄|3̄5̄の4本を鉤歯とした．
- 唇側誘導線は，外観上の理由から付けなかった．
- 1⎤2は接着したままであるが，1⎤ポンティックの近心を約1mm削合した．これは1カ月間の予定移動距離である．
- スーパーボンドで2⎤⎦2に付けたレジンフック間に

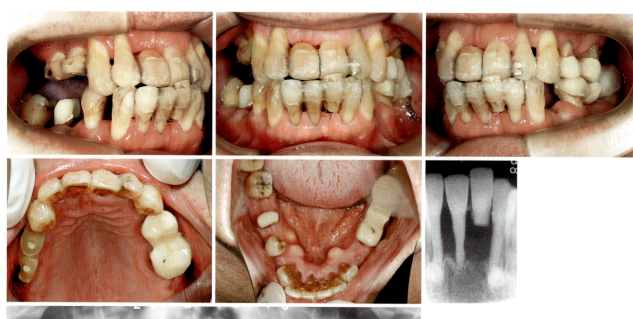

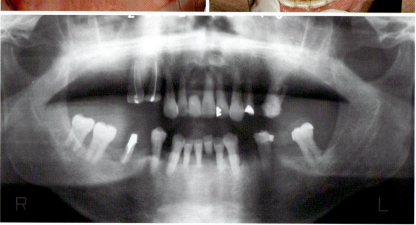

12-4 矯正歯科初診時の口腔内とエックス線写真（2012年12月）．本症例は補綴処置を前提としたMTMを行った．1⎤抜歯空隙を閉鎖してポンテックを減らすことと，正常被蓋にしておいて補綴治療を行いやすい環境にすることを治療目標とした．

パワーチェーンを弱く張った.
- $\overline{2\mp2}$舌側移動のために$\overline{3|3}$クラスプに5/16インチ・2オンスのエラスティックを2本結んでかけた.

矯正治療開始後1カ月：66歳1カ月（**12-6**）
- エラスティックをかけるのに慣れたので$\overline{21|12}$近心移動は1/4インチ・2オンスのエラスティックに変えた.
- 初診時と比較して，$\overline{2\mp2}$後退と$\overline{|1}$部の狭小化を認めるが，移動量は少ない．移動量が少ないのは何ら問題がないが，患者に聞くと，装置の不使用が度々あったとのことである.

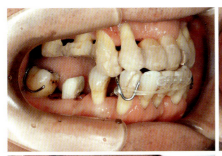
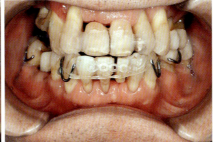
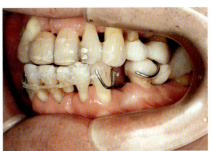
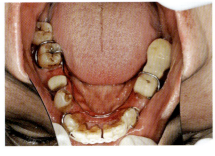

12-5 矯正治療開始時の口腔内（2013年2月）．空隙閉鎖のために弱くパワーチェーンを張った．前歯後退のために弱いエラスティックをかけた.

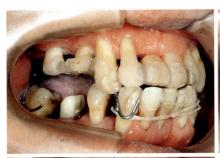
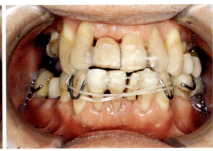
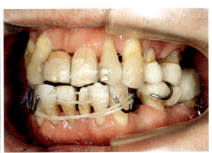
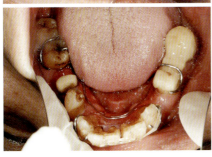

12-6 矯正治療開始後1カ月の口腔内（2013年3月）．空隙閉鎖のためのパワーチェーンをエラスティックに変えた.

Type V ②

矯正治療開始後3カ月：66歳3カ月（⓬-7）
- ⌐1 ポンティックは完全に除去した．
- エラスティックのサイズ・かけ方は同じである．

矯正治療終了：66歳11カ月（⓬-8〜⓬-10）
- ⌐1 部が完全に閉鎖したので，結紮用の細いワイヤーで 3⌐+3 をバルカン固定して，その上をアイボリーのスーパーボンドで接着した．
- 上顎にはTEKが装着された．
- エックス線写真を初診時と比べると，歯根膜腔の開大を認める．これには，ジグリングフォースの関与を疑う．
- 移動歯に対するジグリング（揺さぶり）は禁忌

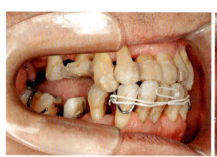
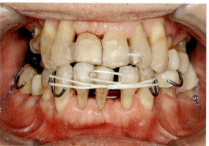
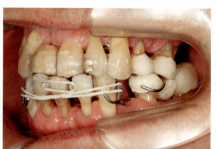
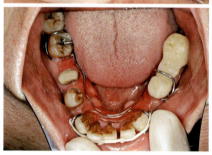

⓬-7 矯正治療開始後3カ月の口腔内（2013年5月）．⌐1 ポンティックを完全に除去した．

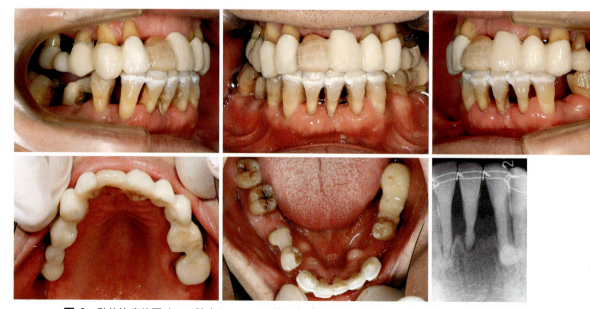

⓬-8 動的治療終了時の口腔内とエックス線写真（2013年12月）．上顎のTEKと正常被蓋を形成している．前歯被蓋の改善は，精密な上下顎フルブリッジの補綴前矯正として有効であると思われた．

である。本症例は矯正治療に対するモチベーションがなされていたし、患者の対応も協力的であった。しかし、装置の使用が間欠的であった。夜間、飲酒時にはずしてそのままになることが多いという。床矯正装置の構造上、装着と非装着を繰り返すことによって矯正力がジグリングフォースとして作用する。その場合、歯周組織に障害をもたらす。装置の使用が不十分なことによって生じるジグリングフォースには、特に注意したい。

・⓬-9は本症例の術前術後のセファロ重ね合わせ図である。黒が術前、赤は術後である。下顎前歯が舌側傾斜されて反対咬合が改善されたことを示す。Case11と異なり、バイトアップや機能的な要因の影響がないので下顎位の変化はない。

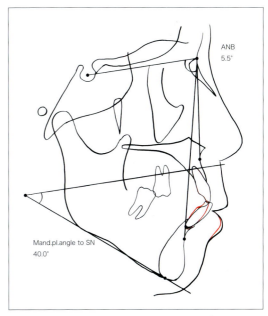

⓬-9　術前術後のセファロ重ね合わせ（SN基準による）。
── 初診時：65歳10カ月
── 治療後：66歳11カ月

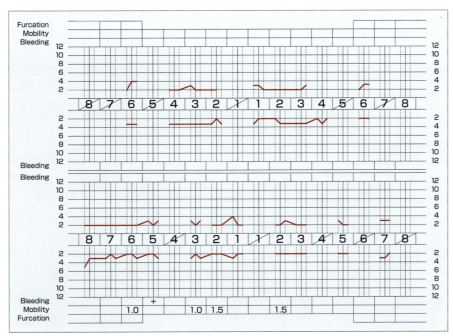

⓬-10　矯正治療終了時のプロービングデプスと動揺度（6 4┃部は移植歯）。

Type V ②

メインテナンス：(⑫-11～⑫-13)

　上下顎にクロスアーチブリッジが装着されており，また根面も露出しているので丁寧なプラークコントロールが必要であり，定期的なリコールによるメンテナンスが重要である．

　また禁煙指導をしたが，喫煙のままである．メインテナンス中に禁煙指導も必要であるが，喫煙者には高度なプラークコントロールが必要である．

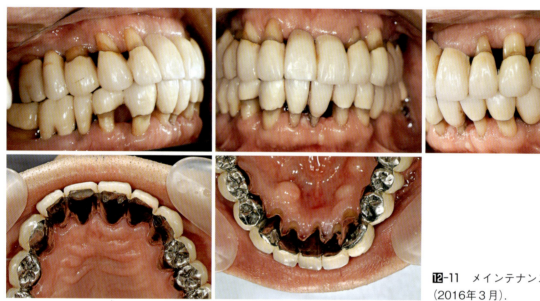

⑫-11　メインテナンス時の口腔内（2016年3月）．

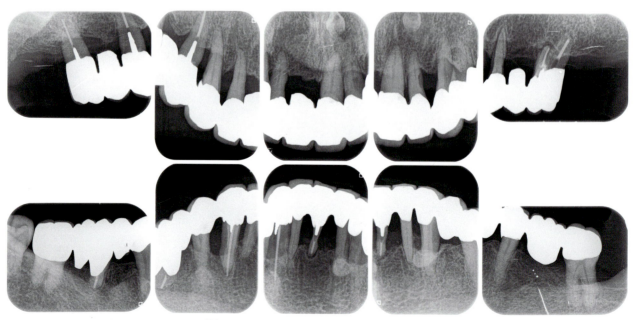

⑫-12　メインテナンス時のエックス線写真．

第7章　タイプ別 咬合異常のMTM治療例

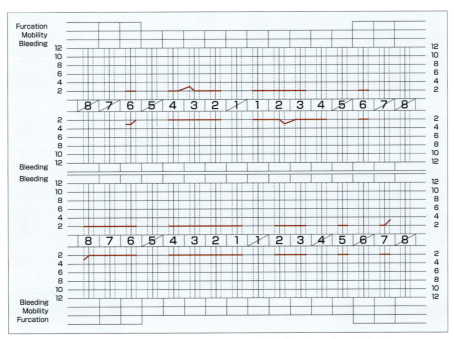

12-13 メインテナンス時のプロービングデプス（6̲4̲部は移植歯）．

タイプⅥ：臼歯近心傾斜

治療頻度の高いMTMである．補綴前処置として有効であり，4症例を供覧した．

Case13とCase14は床装置に組み込まれた単純なスプリングによる遠心への傾斜移動である．遠心移動しながらのアップライトに用いている．

Case15とCase16はバッカルチューブに結紮したアップライトスプリングからの回転モーメントである．こちらのほうがアップライトの効果が高い．

Type Ⅵ　1　Case 13：臼歯近心傾斜（5̄）

患　者：女性・40歳（1963年10月生）
主　訴：5̄の保存治療希望
診　断：慢性歯周炎
初診日：2003年8月
残存歯：7 54321|1234567 / 54321|12345
既往歴：
・5カ月前に他院で76̄を抜歯．
・2カ月前から5̄が腫脹し，数院で抜歯と診断されたが，保存治療を希望して来院．

現　症：(13-1～13-3)

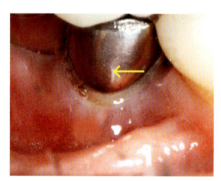

13-1　初診時の5̄の歯肉の状態．浮腫性である（2003年8月）．

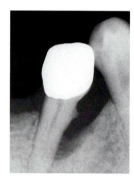

13-2　初診時のエックス線写真．5̄は根尖近くまで歯槽骨の吸収がみられる．

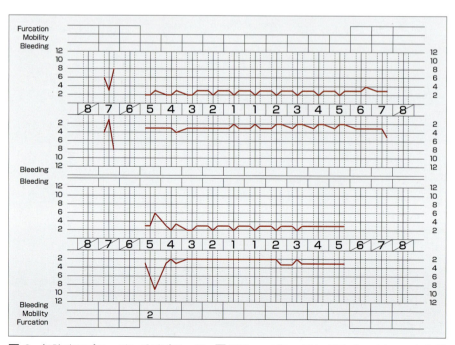

13-3　初診時のプロービングデプス．7̄，5̄が深い．プロービングデプスパターンから炎症型と推測される．

- 5̄のプロービングデプスは2〜9mm.
- 動揺度は3度に近い2度.

治療方針：
- 主訴の炎症が主体の歯周病であるので，歯周治療は，歯周基本治療と自然挺出で行う（13-4〜13-6）．その後，5̄の遠心移動を行う．

矯正歯科初診：41歳7カ月（13-7）

池田歯科クリニックにて歯周基本治療が終了して安定していた．5̄近心傾斜を認め，歯根は遠心に位置していた．7̄6̄|6̄7̄の喪失はかなり以前という．上顎正中に対して下顎正中は1歯左側へ偏位していた．顎関節雑音を両側に認めたが，疼痛・開口障害はなかった．

矯正診断：
- 7̄6̄|早期喪失による5̄の遠心転位および近心傾斜．

矯正治療方針：
- 複数のプランを用意して患者と相談した結果，患者の希望により補綴前矯正として5̄アップライトのみを行うこととした．

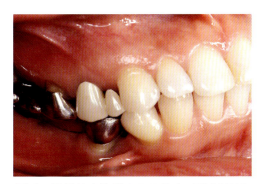

13-4 歯周基本治療中の口腔内（2003年10月）．基本治療で炎症はかなり消退してきている．

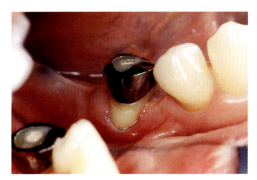

13-6 歯周基本治療中に自然挺出させる（2004年6月）．5̄は抜髄してから自然挺出した．

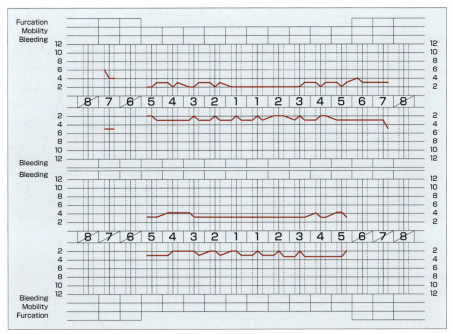

13-5 歯周基本治療中のプロービングデプス（2004年2月）．歯周基本治療で5̄のプロービングデプスも3mm以内になった．

Type Ⅵ　1

矯正装置：
- 下顎床矯正装置

矯正装置装着時：41歳8カ月（13-8）
- 床矯正装置に組み込まれた0.6mmサンプラ線のスプリングで 5| の遠心移動を行った．
- 6| 人工歯を付けたので，5| にレストを付加してある．

矯正治療終了後：42歳10カ月（13-9）
- ゆっくり移動したので，歯槽骨の状態は良好だと思われる．
- とても簡単なMTMである．適切な矯正力で移動させれば全く問題はない．
- 唯一気を付けて欲しいのは，対合歯との咬合性外傷である．**咬合調整は毎回かならず必要である．**

メインテナンス：（13-10〜13-15）

　患者は，真面目でプラークコントロールにも熱心である．海外にいることが多く，定期的なリコールによるメインテナンスはできていないが，経過は良好である．

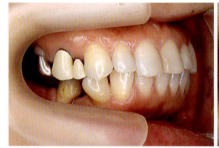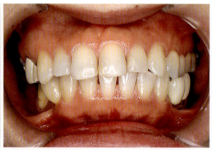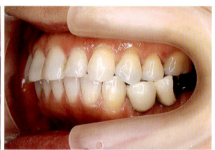

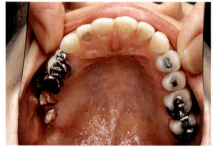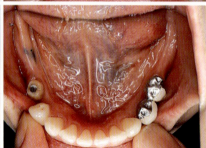

13-7　矯正歯科初診時の口腔内（2005年4月）．下顎が顎性に左側変位していた．|45/45| は交叉咬合である．患者さんと相談した結果，5| のMTMのみを行うこととした．

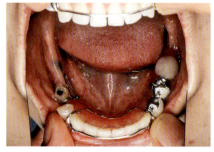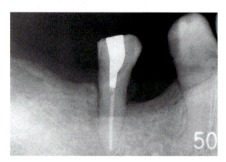

13-8　矯正装置装着時の口腔内（2005年6月）．下顎は目立たないので，唇側誘導線を付けてある．これを付けることによって固定源が強化されるし，装置が安定してリジットな状態になる．

13-9　矯正治療後のエックス線写真（2006年8月）．5| は直立化された．歯槽骨の回復はかなり進んでいるが，まだ不十分である．

第7章 タイプ別 咬合異常のMTM治療例

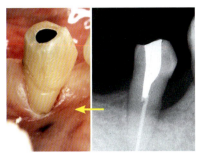

図13-10 矯正治療後1年経過（2009年9月）．かなり骨の回復が認められる．

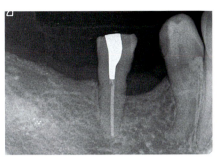

図13-11 修復前の歯周基本治療終了後の状態．歯槽骨の回復がみられる．

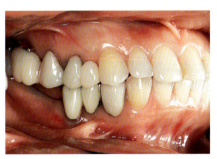

図13-12 修復後の口腔内（2010年4月）．5|に若干の炎症がみられる．

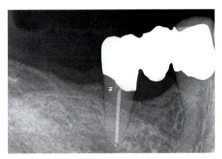

図13-13 修復後のエックス線写真．歯周組織が安定している．

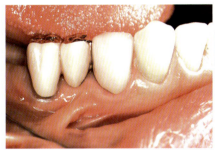

図13-14 メインテナンス時の口腔内とエックス線写真（2011年2月）．口腔内も骨の状態も良好である．

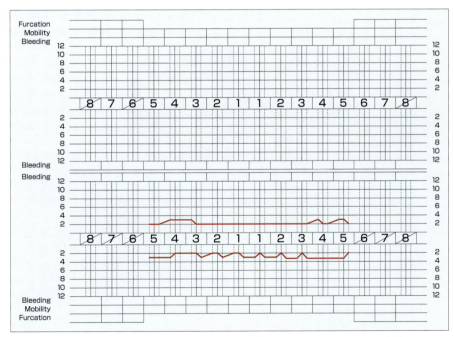

図13-15 メインテナンス時の下顎プロービングデプス．ポケットの再発もなく安定している．

Type VI 2 Case 14：臼歯近心傾斜（7|）

患　者：男性・57歳（1944年10月生）
主　訴：1|の歯肉の腫脹と排膿
診　断：1|の動揺
初診日：2001年5月
残存歯：7654321|1234567 / 87 54321|12345 7
既往歴：
・2001年5月21日に交通事故で1|を打撲し動揺がでたため，今後の相談をするために来院．
現　症：(14-1～14-3)
・主訴である1|に1度の動揺，表面的な炎症はない．

・歯肉は線維性．
・下顎の舌側に歯石の沈着が認められる．
・7|が近心傾斜しており，近心に6mmのポケットがある．
・全体的に歯周炎は軽度．

治療方針：
・歯周炎は軽度で，7|のみに6mmのポケットが認められたので，歯周基本治療と遠心移動を行うこととした．

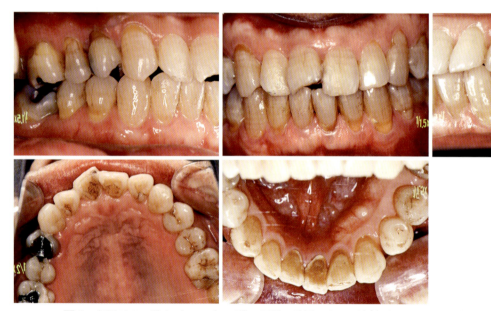

14-1　初診時の口腔内（2001年5月）．下顎の舌側に歯石の沈着がみられるが，全体的に歯肉の炎症は軽度である．

第 7 章　タイプ別 咬合異常の MTM 治療例　　177

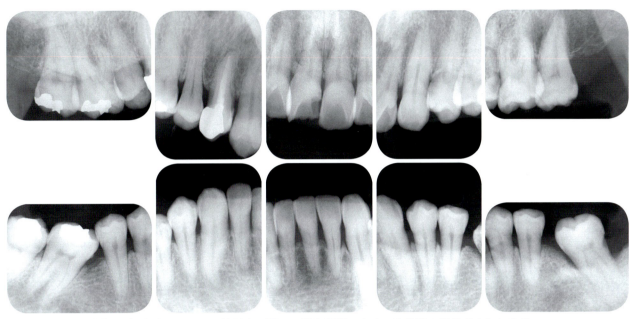

14-2　初診時のエックス線写真．7⏌には近心傾斜のために歯槽骨の吸収がみられるが，その他の歯には歯槽骨の吸収はみられない．

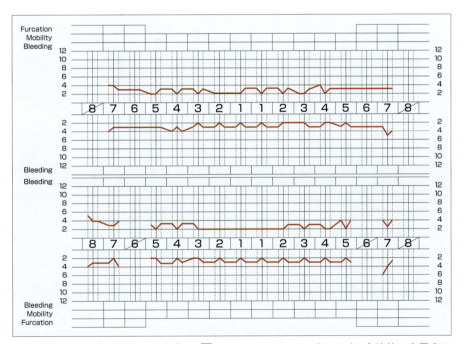

14-3　初診時のプロービングデプス．7⏌に 6 mm のポケットがあるが，全体的に歯周炎は軽度である．

Type VI 2

矯正歯科初診：59歳10カ月（14-4）

　6|6ともに約30年前に抜歯されたとのことである．|7は近心傾斜を示し，近心に歯周ポケットを認めた．7|も近心傾斜を認めるが，7|近心の歯肉・歯槽骨は特に問題はない．

矯正治療方針：
- ⑤67|ブリッジの補綴前矯正として|7アップライトを行う．

矯正装置：
- 下顎床矯正装置

動的治療終了：60歳8カ月（14-5）

- |7アップライトに要した治療期間は8カ月間であった．
- 14-5-aは床装置が装着された状態で，4|4が鉤歯である．6|5にレストが設置されている．唇側誘導線は本症例の場合，固定源および装置の安定化の役割を果たしている．
- MTMとしてはやさしいタイプであるが，|7咬頭干渉は避けなければならない．本症例は|7咬合面のメタルを削って矯正治療を行った．

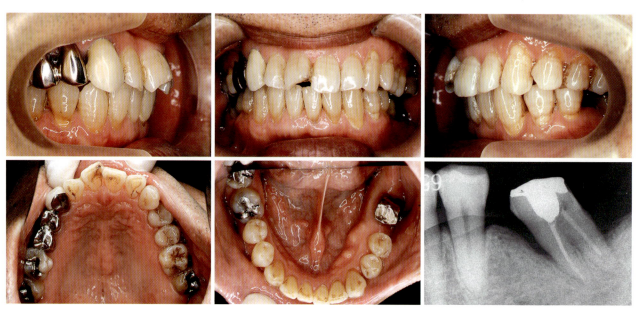

14-4 矯正歯科初診時の口腔内と|7エックス線写真（2004年10月）．近心傾斜した|7は咬合性外傷を受けやすい．歯周病の悪化防止のために，アップライト後に⑤67|ブリッジにすることが望ましい．

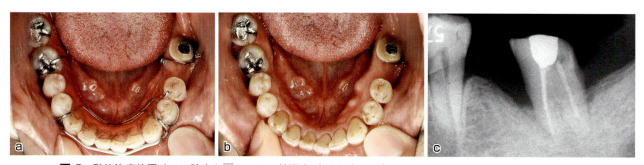

14-5 動的治療終了時の口腔内と|7エックス線写真（2005年8月）．
　a：使用した床矯正装置である．|7遠心移動のための0.6mmサンプラ線のスプリングが組み込まれている．移動後もこのまま使用すると保定になる．b・c：|7は遠心移動させて，直立化された．

第7章 タイプ別 咬合異常のMTM治療例　179

⑤⑥⑦**ブリッジ装着**：61歳0カ月（⓮-6）
・4カ月間保定して安定させた後に，補綴処置が行われた．
・保定中は床装置をそのまま使用した．

メンテナンス：（⓮-7〜⓮-11）
全顎的には歯周病が軽度であるが，「7の近心に6 mmのポケットがあり，近心に傾斜してプラークコントロールを困難にしていた環境も，MTMで解消された．

定期的なリコールによるメインテナンスも順調であり，初診より11年間良好に経過している．

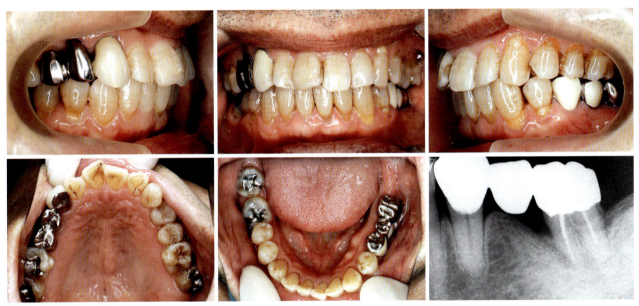

⓮-6　⑤⑥⑦装着時の口腔内と「7エックス線写真（2005年11月）．ブリッジが「7固定の役割を果たすので，床矯正装置の使用はこれで終了した．修復処置も終了し，歯肉に炎症もなく，プラークコントロールも良好である．定期的なリコールに応じている．

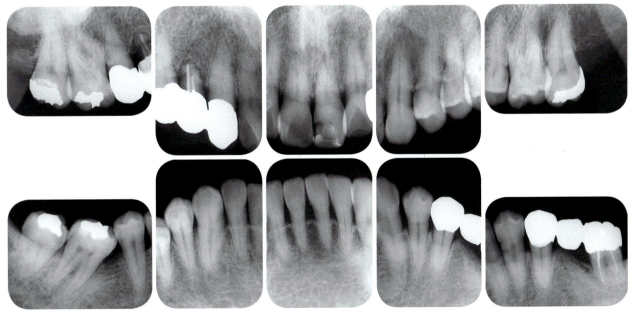

⓮-7　メインテナンス時のエックス線写真（2006年12月）．歯槽骨の状態も安定している．

Type VI 2

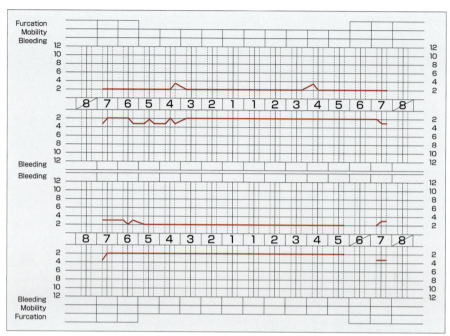

図14-8 メインテナンス時のプロービングデプス（2012年10月）.7̲も3mm以内に保たれている.

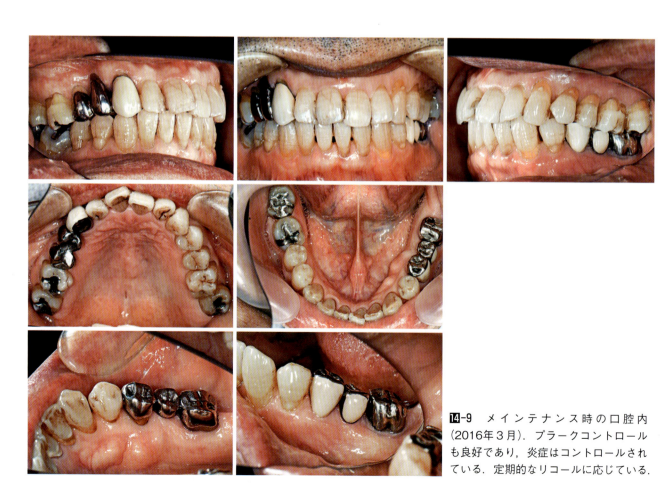

図14-9 メインテナンス時の口腔内（2016年3月）.プラークコントロールも良好であり，炎症はコントロールされている．定期的なリコールに応じている.

第7章 タイプ別 咬合異常のMTM治療例　　181

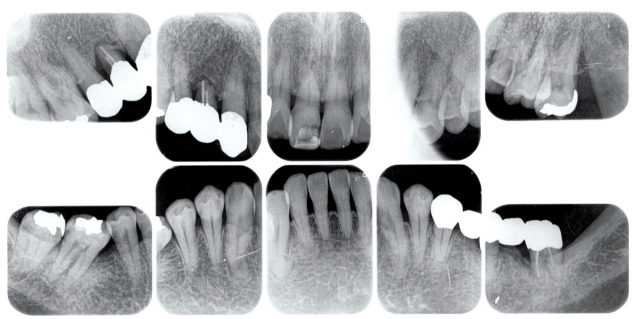

図14-10　メインテナンス時のエックス線写真．歯槽骨の状態も安定している．

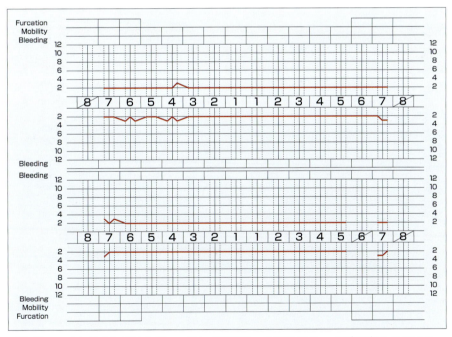

図14-11　メインテナンス時のプロービングデプス．全顎的に3mm以内に保たれている．

Type VI ③ Case 15：臼歯近心傾斜（6̄|6̄）

患　者：女性・38歳（1951年8月生）
主　訴：|12 の歯肉の腫脹
診　断：重度の慢性歯周炎
初診日：1989年9月
残存歯：765432 |123 567
　　　　76 4321|1234 67

既往歴：
・他院に通院していたが，歯周病の指摘もなく，ブラッシング指導も受けていなかった．
・自分で鏡をみて歯肉の炎症に気づき，通院していた妹さんの紹介で来院．
・非喫煙者

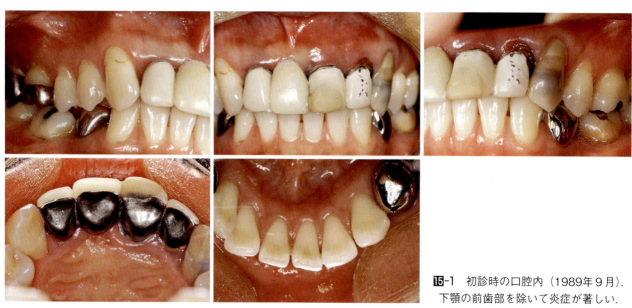

15-1　初診時の口腔内（1989年9月）．下顎の前歯部を除いて炎症が著しい．

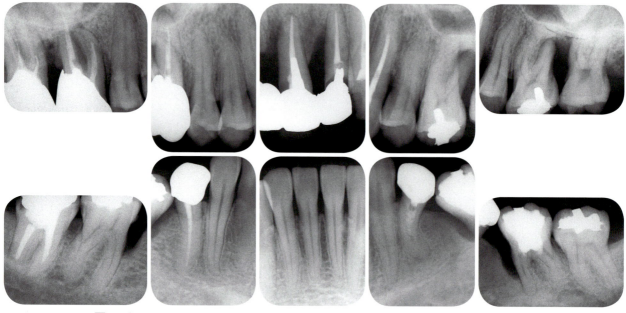

15-2　初診時のエックス線写真．主訴である|12 は歯槽骨の吸収が著しい．76|，|6 にはⅢ度の根分岐部病変が認められる．6̄|6̄ は近心傾斜しており，深いポケットがみられる．

第7章 タイプ別 咬合異常のMTM治療例

現　症：(15-1〜15-3)
- 主訴である上顎前歯部と上下顎大臼歯部には，著しい炎症と深いポケットが認められる．
- 76|67 に著しい近心傾斜が認められる．

治療方針：
- 歯肉は浮腫性で，プロービングパターンなどから「治りにくい歯周病」と診断した．
- 歯周基本治療に加えて睡眠時ブラキシズムの評価と自己暗示法による睡眠時ブラキシズムのコントロールを行う．
- 76|67 のMTMを行う．

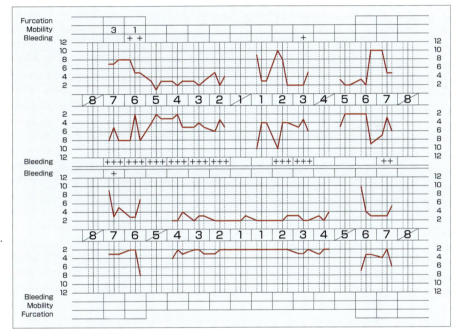

15-3 初診時のプロービングデプス．76|12|67 / 76|6 に深いポケットが認められる．プロービングデプスパターンは基本的には炎症型であるが，2次的な咬合性外傷が関与していると考えられる．

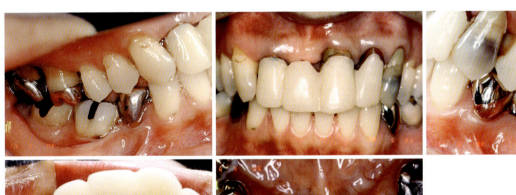

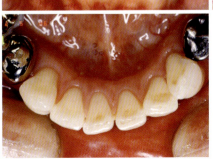

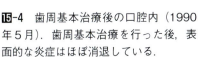

15-4 歯周基本治療後の口腔内（1990年5月）．歯周基本治療を行った後，表面的な炎症はほぼ消退している．

Type VI 3

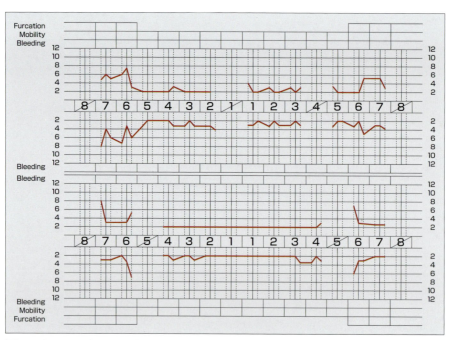

15-5 歯周基本治療後のプロービングデプス．単根歯はポケットは浅くなったが，7̄6̲|6̲7̄ / 7̄|の大臼歯のポケットは残存している．6|6 の近心に残存しているポケットは，歯周基本治療とMTMで対応することにした．

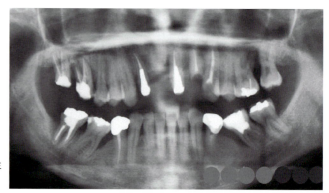

15-6 矯正歯科初診時のパノラマエックス線写真（1990年7月）．

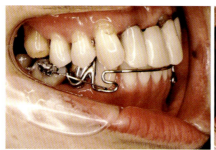 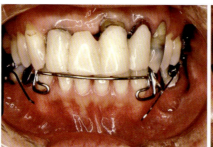 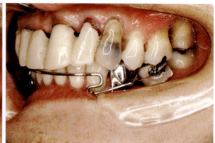

15-7 矯正装置装着時の口腔内（1990年8月）．

矯正歯科初診：38歳11カ月（15-4〜15-6）

5̄|5̄ が欠損していて 7̄6̄|6̄7̄ は近心傾斜していた．6̄|6̄ 近心に垂直性骨吸収を認めた．

矯正診断：
- 5̄|5̄ 喪失後の放置による 7̄6̄|6̄7̄ 近心傾斜．

矯正治療方針：
- ⑥5④|④5⑥ ブリッジの補綴前矯正として 7̄6̄|6̄7̄ アップライトを行う．

矯正装置：
- 下顎床矯正装置 + 6̄|6̄ アップライトスプリング

矯正装置装着：39歳3カ月（15-7）
- 6̄|6̄ アップライトのために，6̄|6̄ のチューブに結紮したアップライトスプリングを床装置の頬側ワイヤーにかけた．
- 写真中央はスプリングを頬側ワイヤーから外した状態，写真左右はスプリングをかけた状態である．

補綴治療終了：42歳6カ月（15-8）
- 7̄6̄|6̄7̄ がアップライトされて，⑥5④|④5⑥ ブリッジが装着された．
- ②1|①②③ ブリッジが装着された．

メインテナンス：（15-9〜15-16）

患者は真面目でプラークコントロールにも熱心で，定期的なリコールに応じており，良好な経過をたどっている．

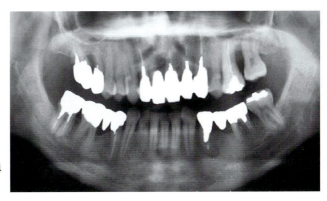

15-8 補綴治療終了時のパノラマエックス線写真（1994年7月）．

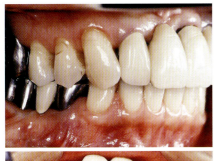
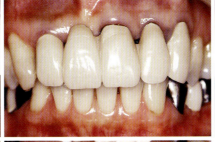
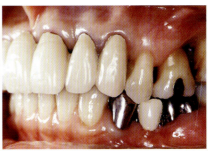
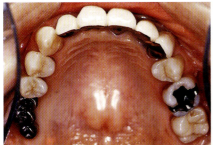
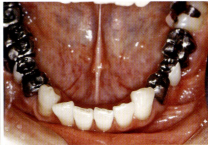

15-9 治療後の口腔内（1994年7月）．MTMの後に修復物を装着した．炎症もなく，プラークコントロールもよく良好に経過している．

Type Ⅵ 3

　ただ，睡眠時ブラキシズムの影響なのか上顎左右の大臼歯の根分岐部病変の治療は困難で，修復物の再作製を行っている．6|6 の近心に残存しているポケットは，歯周基本治療とMTMで解消し，良好な経過をたどっている．

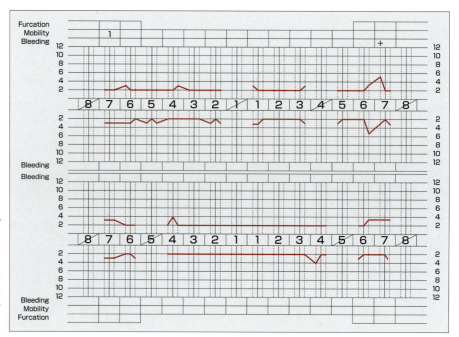

15-10 治療後のプロービングデプス．|67 にはまだポケットが残存している．その他の部位はプロービングデプスの深さが改善されている．|67 に対しては，プラークコントロールの強化と睡眠時ブラキシズムの評価と治療を行うこととした．

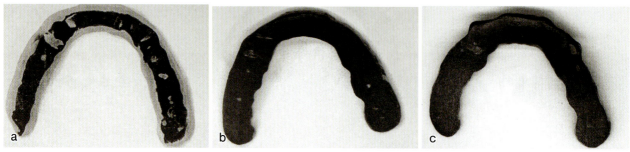

15-11 自己暗示法．
a：治療後にオクルーザルスプリントを使用する池田式の睡眠時ブラキシズムの評価を行った．強さの評価は中程度（B-2）であった．
b：睡眠時ブラキシズムの強さを減少させる治療として自己暗示法を行い，その結果，強さが減少して弱くなった．ブラキシズムの強さは弱いB-1まで減少した．
c：メインテナンス中にも睡眠時ブラキシズムの評価を行った．弱いB-1だった．自己暗示法の効果が持続していた．

第7章 タイプ別 咬合異常のMTM治療例

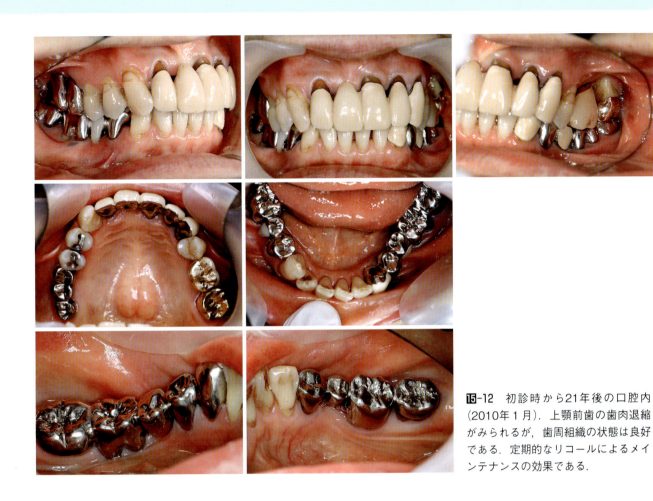

15-12 初診時から21年後の口腔内（2010年1月）．上顎前歯の歯肉退縮がみられるが，歯周組織の状態は良好である．定期的なリコールによるメインテナンスの効果である．

15-13 初診時から21年後のエックス線写真．歯槽骨の状態は良好である．7 の修復物の脱離がみられる．

Type VI ③

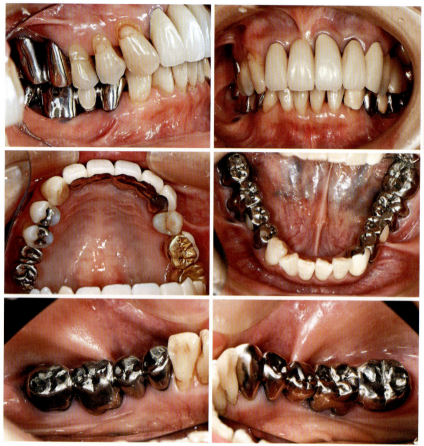

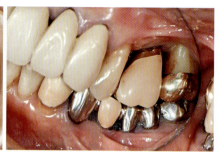

図15-14 初診時から27年後の口腔内（2016年3月）．上顎前歯の修復物は再製した．炎症の再発もなく，プラークコントロールもよく，経過良好である．

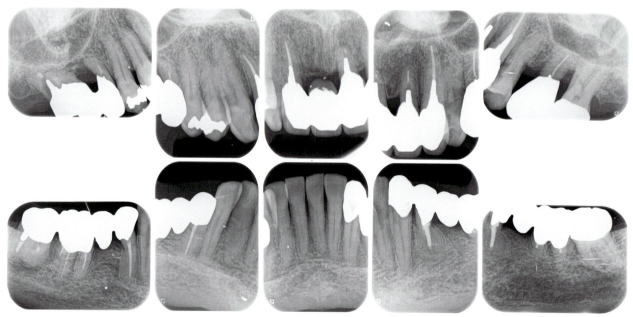

図15-15 初診時から27年後のエックス線写真（2016年3月）．歯槽骨の状態は良好である．7⏌の修復物の脱離がみられる．

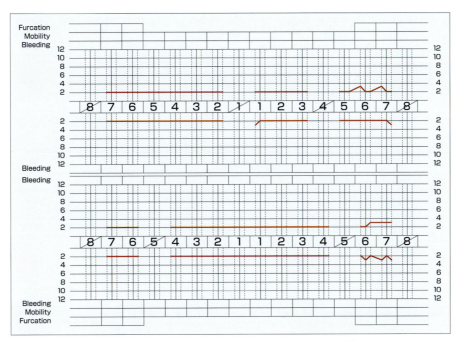

15-16 メインテナンス時のプロービングデプス．プロービングデプスの深さは3mm以内に保たれている．

Type VI 4　Case 16：臼歯近心傾斜（7⏌）

患　者：女性・61歳7カ月（1932年1月生）
主　訴：奥歯が倒れている
初診日：1993年8月
残存歯：654321｜123 56／76 4321｜12345 7
矯正歯科初診：61歳7カ月（16-1）

歯周基本治療が終了していた．左側臼歯TEKが低く，左側が低位咬合であることを疑う．

左側前歯・犬歯のオーバーバイトは大きい．前歯のフレアーアウトはない．上下前歯の前後的位置は正常である．

⏌6が喪失しており，⏌7の近心傾斜を認めた．⏌7近心の垂直性歯槽骨吸収を認める．また，骨吸収は歯根分岐部まで達していた．

矯正診断：
・⏌6抜歯後の放置による⏌7近心傾斜．同側の低位咬合を伴う．

矯正治療方針：
・⑤⑥⑦ブリッジの補綴前矯正として⏌7アップライトを行う．

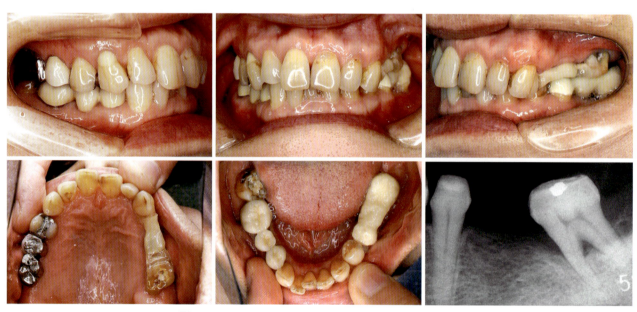

16-1　初診時の口腔内とエックス線写真（1993年8月）．

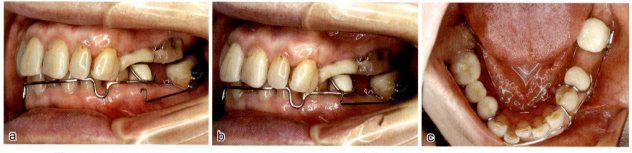

16-2　矯正装置装着時の口腔内（1993年10月）．aはスプリングを床装置からはずした状態，bとcはかけた状態である．アクティベートが小さいので，弱い矯正力であることがわかる．

矯正装置：

・下顎床矯正装置 + 7̲アップライトスプリング

装置装着：61歳9カ月（⓰-2）

・7̲アップライトのために，7̲のチューブに結紮したスプリングを床装置の頰側ワイヤーにかけた．
・弱い矯正力でアップライトを行った．
・5カ月間，動的治療を行った．

動的治療終了，保定開始：62歳2カ月（⓰-3）

・アップライトが終了したので，7̲チューブとスプリングを撤去した．
・床装置をモディファイして，7̲近心に後戻り防止のためのフックを付加した．

補綴治療終了：62歳9カ月（⓰-4）

・6カ月間保定した後に ③④⑤⑥ と ⑤⑥⑦ の補綴処置が行われた．

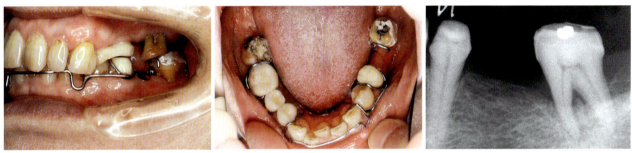

⓰-3　動的治療終了後，保定開始時の口腔内．7̲保定のために印象を採り，作業模型上で床装置をモディファイした．

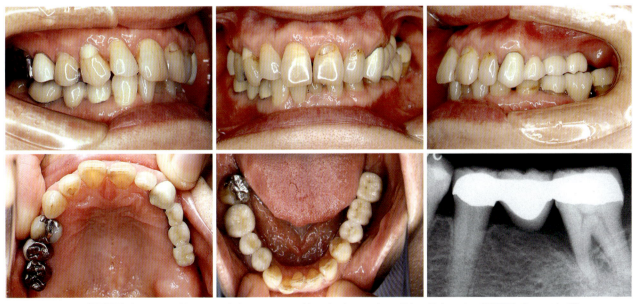

⓰-4　⑤⑥⑦ブリッジ装着時の口腔内とエックス線写真（1994年10月）．精度の高い⑤⑥⑦ブリッジが装着された．

タイプⅦ：鋏状咬合，交叉咬合

Case 17 はすでに失活歯であったが，中高年の鋏状咬合では，当該歯を抜髄して歯冠削合する必要が多いことに注意されたい．

交叉咬合は，問題なく機能していれば矯正治療を必要としないと思われる．Case 18 は，補綴前矯正治療として交叉咬合の改善を行った症例である．

Type Ⅶ 1 Case 17：鋏状咬合（$\frac{5}{5}$）

患　者：女性・55歳（1934年9月生）
主　訴：$\overline{7|}$ の動揺と疼痛
診　断：慢性歯周炎
初診日：1990年1月
残存歯：$\frac{654321|\ 23\ }{54321|12345}$
既往歴：

- 10年前より大学の歯周病科に通院．
- ブラッシングはしていたつもり．

現　症：（17-1〜17-4）

- 歯肉は前歯部では表面的な炎症が軽度．
- $\frac{5}{5|}$ の鋏状咬合．
- $\overline{5|}$ のポケットの深さは7 mm．
- 主訴の $\overline{7|}$ は保存不可能な状態．

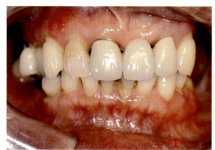
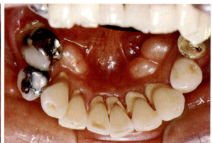
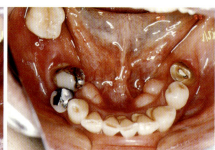
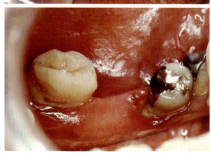

17-1　初診時の口腔内（1990年1月）．頰側の歯肉の炎症は軽度であるが，舌側の歯肉の炎症が著しい．$\overline{5|}$ は舌側に転位している．

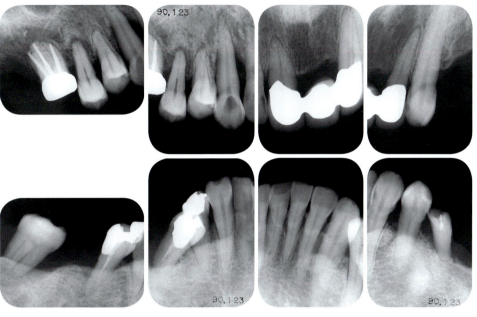

図7-2 初診時のエックス線写真．653|に咬合性外傷がみられる．|5は舌側に転位しており，ポケットも深い．|7は根尖まで骨吸収が認められる．

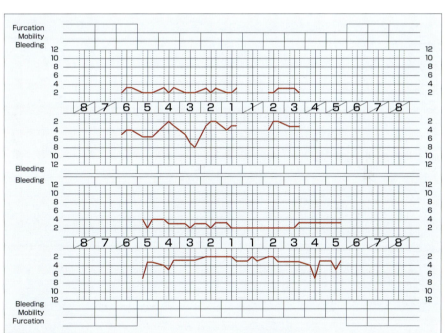

図7-3 初診時のプロービングデプス．矯正予定の|5も深いポケットが存在している．

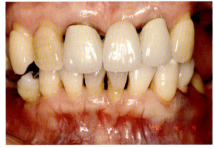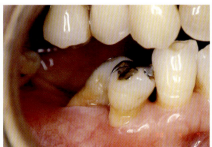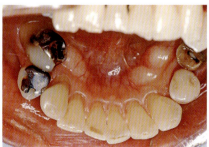

図7-4 歯周基本治療を行って半年後の口腔内（1990年7月）．炎症のコントロールは十分にされている．矯正予定の|5は炎症はないが付着歯肉がない．

Type Ⅶ 1

矯正歯科初診：56歳1カ月（17-5）

　5|頰側転位と，|5近心・舌側傾斜により，鋏状咬合を形成していた．エックス線写真から，|5歯槽骨破壊が著しい．

矯正治療方針：

- 5|の舌側移動，|5の頰側移動による鋏状咬合の改善

矯正装置：

- 上顎床矯正装置＋下顎床矯正装置

矯正治療開始後1カ月：56歳9カ月（17-6）

- 上顎床装置には|45に人工歯を付け，単純鉤を63|3に設けた．
- 5|舌側移動のスプリングを3|クラスプに鑞着した．
- 下顎床装置は唇側誘導線を付加することにより，固定源とクラスプの役割を果たした．
- |5に真鍮線フックを鑞着したバンドをセットした．そのフックから，床装置のエクステンションアーチのフックに1/4インチ・2オンスのエラスティックをかけて，|5の遠心・頰側移動を行った．

矯正治療終了および補綴治療後：56歳10カ月および57歳4カ月（17-7～17-10）

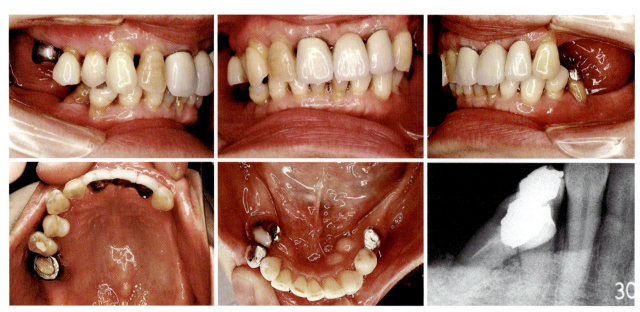

17-5　矯正歯科初診時の口腔内とエックス線写真（1990年10月）．

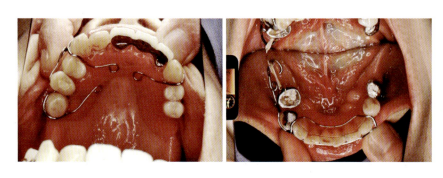

17-6　矯正治療開始後1カ月．|5舌側移動は0.6mmサンプラ線のスプリングを，|5遠心・頰側移動は弱いエラスティックを用いた．

第7章　タイプ別 咬合異常のMTM治療例

- 17-7〜17-9は矯正治療終了時，17-10は補綴治療が終了した状態である．
- 54̄はメタルクラウンで連結されており，5̄|移動後の保定をなしている．
- 同様に 6̄5̄4̄|も保定を兼ねてクラウンで連結されている．

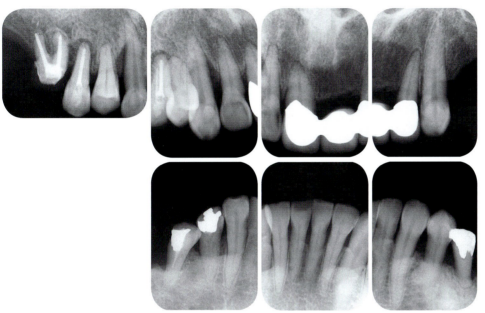

17-7　矯正治療後のエックス線写真（1991年7月）．5|は歯根膜の拡大がみられるが，その他の歯の歯槽骨は安定している．

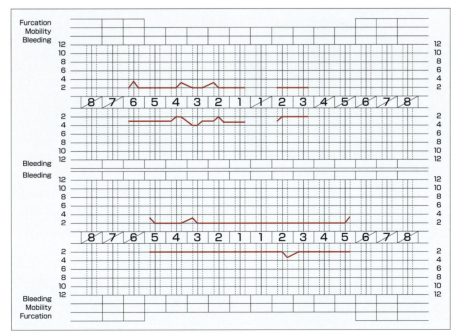

17-8　矯正治療終了後のプロービングデプス．ポケットはほぼ浅くなっており，BOPも認められない．

Type VII   1

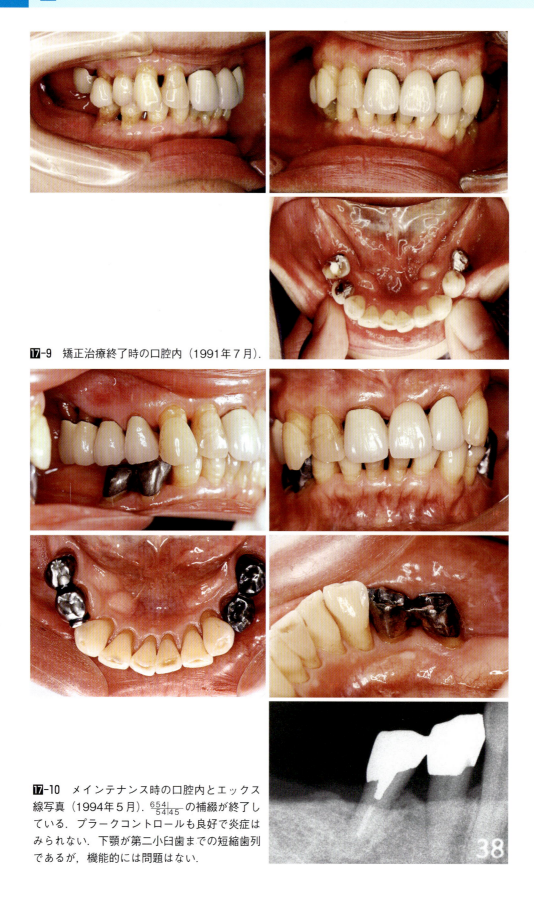

17-9 矯正治療終了時の口腔内（1991年7月）.

17-10 メインテナンス時の口腔内とエックス線写真（1994年5月）. $\frac{654|}{54|45}$ の補綴が終了している．プラークコントロールも良好で炎症はみられない．下顎が第二小臼歯までの短縮歯列であるが，機能的には問題はない．

メンテナンス：(⑰-11 ～ ⑰-15)

プラークコントロールもよく，定期的なリコールにも応じている．経過良好である．

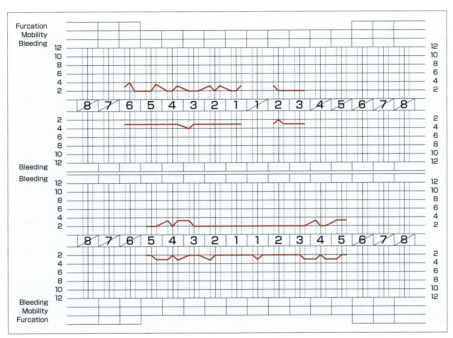

⑰-11　メインテナンス時のプロービングデプス．ポケットも解消しており，矯正をした 5̄ もプロービングデプス 3mm 以内である．

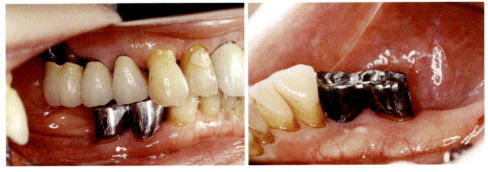

⑰-12　9年後の 5̄4̄（1999年2月）．安定している．

Type Ⅶ 1

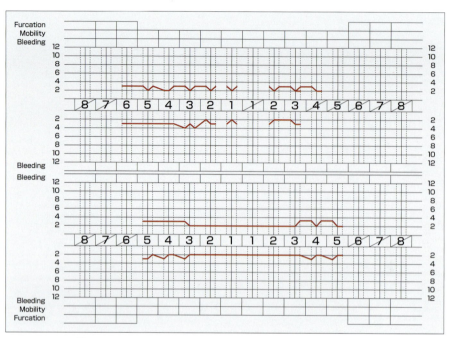

図7-13 9年後のプロービングデプス．全顎的に良好である．

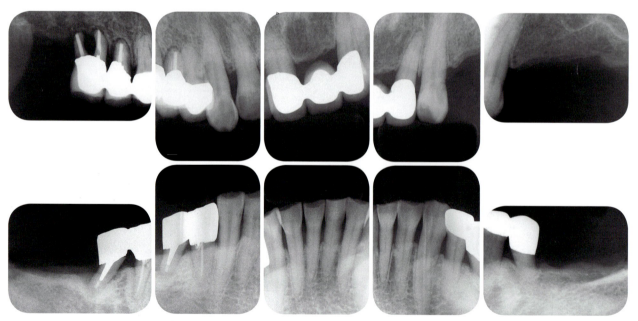

図7-14 メインテナンス時のエックス線写真（2000年4月）．

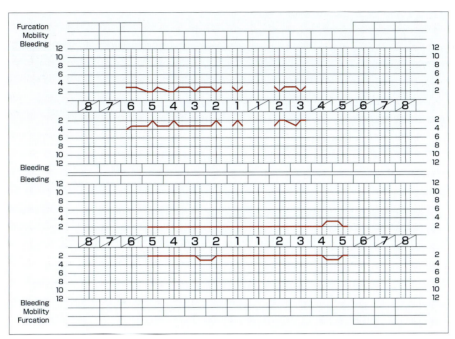

図7-15 メインテナンス時のプロービングデプス（2001年5月）．

Type Ⅶ 2 Case 18：交叉咬合（5̄|5̄）

患　者：女性・59歳0カ月（1954年8月生）
主　訴：左下の奥歯の並び方が悪い
初診日：2013年8月
残存歯： 654321|1234567 / 7 54321|123456
既往歴：
・2カ月前に6̄近心根を歯周病のために抜歯した．

矯正歯科初診：59歳0か月（**18**-1）

　本症例は，6̄遠心根の補綴処置が困難だという理由からご紹介をいただいた．6̄遠心根にはTEKが装着されていた．6̄遠心根は歯槽骨吸収を認めるので，保護のためには6̄5̄連結冠が適しているが，5̄は近心・頬側への傾斜が著しい．垂直な咬合圧が加わるように，5̄を遠心・舌側へ移動すべきである．それが6̄の保護にもなると考えられる．

矯正診断：
・5̄の近心・頬側傾斜による交叉咬合

治療方針：
・5̄の遠心・舌側移動
・補綴は6̄5̄連結冠の予定

矯正装置：
・4̄+6̄ リンガルアーチ

矯正治療開始：59歳1か月（**18**-2）
・0.7mmサンプラチナ矯正線のリンガルアーチをスーパーボンドで固定した．

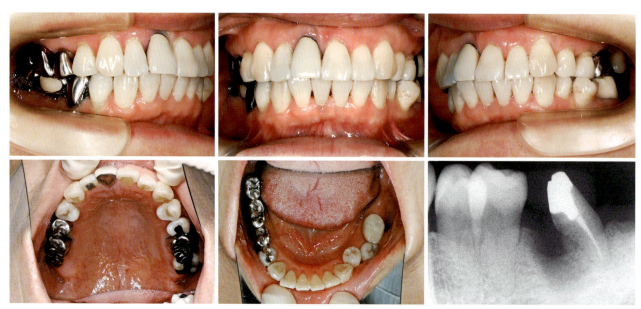

18-1　矯正歯科初診時の口腔内とエックス線写真（2013年8月）．6̄は歯槽骨吸収が進んでいるので，遠心移動させてブリッジの支台にするのには適さないと思われた．6̄5̄連結冠が妥当だと考えられた．

- ⌐5頬側に接着したリンガルボタンからリンガルアーチにパワーチェーンをかけて，舌側移動を開始した．

矯正治療開始後3カ月：59歳4か月（18-3）

- 3カ月後の割には移動量が少ない．
- 牽引方向を変えることにした．

- リンガルアーチを一旦外し，パワーチェーンを遠心方向へ引っかける真鍮線フックを鑞着した．

矯正治療開始後9カ月：59歳10カ月（18-4）

- ⌐5の舌側移動が終了した状態である．
- エックス線写真で，⌐5の歯根膜腔開大を認める．

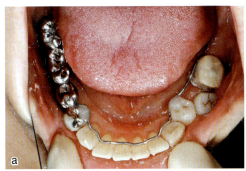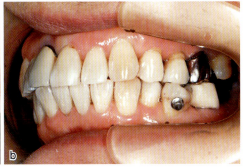

図18-2 矯正治療開始時の口腔内（2013年9月）．
a：リンガルアーチはスタディーモデルに合わせながら屈曲した．43|34にスーパーボンドで固定した．リンガルアーチにパワーチェーンを巻き付けてある．⌐6 TEKは近心を削合した．
b：パワーチェーンがかけやすく，取り付けも容易なのでリンガルボタンを使用した．

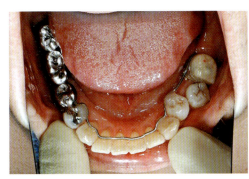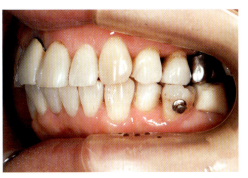

図18-3 矯正治療開始後3カ月の口腔内（2013年12月）．移動量が少なかったので，牽引方向を遠心に変えた．

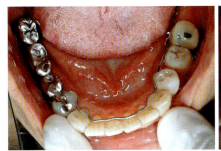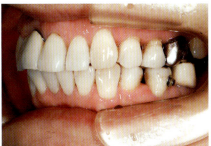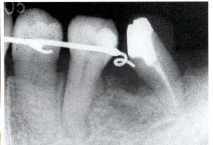

図18-4 矯正治療開始後9カ月の口腔内とエックス線写真（2014年7月）．

Type Ⅶ 2

矯正治療終了：59歳11カ月（18-5）
・治療期間は10カ月であった．
・5̲ 6̲ともに少し動揺があったので，ホーレーのリテーナーを使用して，補綴前に保定を行うことにした．

矯正治療終了後13カ月：61歳1カ月（18-6）
・保定を13カ月間行った状態である．
・エックス線写真では，5̲の歯槽頂付近において歯根膜腔の開大を認めるが，5̲ 6̲の動揺は治まった．

補綴治療終了：61歳3カ月（18-7）
・5̲ 6̲の補綴はインレー・クラウン連結で行われた．
・リテーナーは就寝時の使用を続けている．

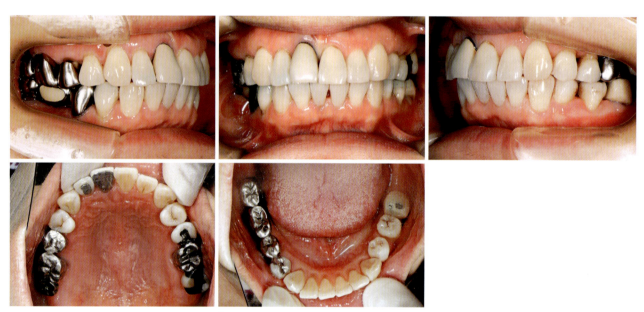

図18-5 矯正治療終了時の口腔内（2014年8月）．

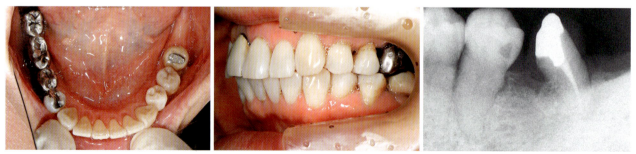

図18-6 矯正治療終了後13カ月の口腔内とエックス線写真（2015年9月）．

第 7 章 タイプ別 咬合異常の MTM 治療例

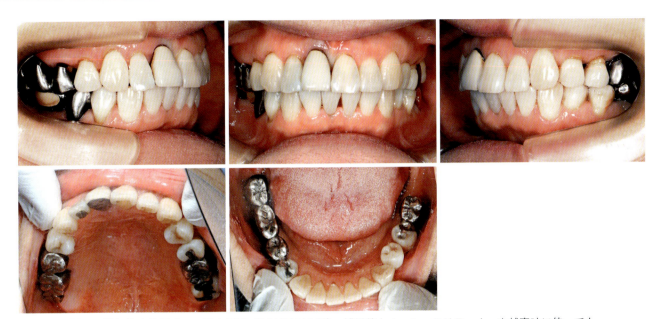

18-7 補綴治療終了時の口腔内写真(2015年11月).補綴後もホーレーのリテーナーを就寝時に使ってもらっている.ホーレーリテーナーは|56の保定だけではなく,ほかの歯のPTM防止としても有効だと考えている.患者の協力が得られれば,長期に使用して欲しい.

おわりに

　本書の計画は，かなり前から持ち上がっていた．共同アプローチによる症例をまとめて1冊の本にすることが，池田先生から提案されていたのである．その計画が今回現実になったのは，昨年，MTMのセミナーを担当させていただいたことがきっかけである．私はセミナーの準備として，歯周病患者のMTM治療例100名を咬合異常別に7のタイプに分類した．そしてセミナーでは，タイプ別に矯正治療を供覧した．その後，装置製作と調整の実習を行った．

　池田先生にはこのセミナーの内容を気に入っていただき，その後もMTMセミナーを担当させていただいている．本書で私が担当したパートは，セミナーの内容が土台になっている．

　また，そのセミナーにおいて，池田先生からは共同アプローチの症例が数例供覧されたので，MTM後の補綴処置を拝見することができた．移植歯を含み，難症例と思われるフルブリッジ症例においても，支台歯に対する適合精度が非常に高く，審美的にも著しく改善されていた．また，ブラキシズムなどの異常機能がコントロールされて安定している症例も拝見させていただいた．共同アプローチによる素晴らしい結果を知り，本書に取り組む動機付けとなった．今まで何度か池田先生の講義を拝聴してきたが，そのたびに発展されている．今や，歯周病だけではなく，機能（ブラキシズム）や補綴も極めたスーパーデンティストだと感じている．

　さて，私が大学を卒業した頃は，『一般臨床における Minor Tooth Movement』（加藤　熙訳，医歯薬出版，1977）がMTMに関する唯一の成書であった．その訳者である加藤　熙先生（北海道大学名誉教授）は，私の恩師・町屋仁躬先生の御学友で，東京医科歯科大学にて，歯周-MTMのポストグラデュエートコースの講師を長年ご一緒に行っておられた間柄である．私の学生時代には，歯周病学教室の教授であられたので，講義を拝聴させていただいた．

　その加藤先生が2007年に著書『臨床家のための歯周病患者の局所矯正治療』（医歯薬出版）を出版されたことは，まだ記憶に新しいところである．私にとって，この分野の第一人者の先生方から受けた長年のご指導は貴重な財産となっている．そして，現在も池田先生から歯周病や顎口腔機能についてご教示をいただいていることは，とても幸せなことだと思う．

*

　本文中には書かなかったが，これも大切なことだと思うので補足したい．

　池田先生は技術的・学術的に尊敬する大先輩であり，指導的立場にあるが，矯正治

療の患者さんを私に紹介するときにあれこれと指示は出さない．矯正治療に必要な情報提供をしてくれるが，それよりも，まずは患者さんを雰囲気よく紹介してくれる．わざわざ患者さんを連れて来院し，温厚な表情で患者さんを紹介してくれるのである．歯周−矯正治療の共同アプローチは長い治療期間を要する．できるならメインテナンスも長期間行いたい．患者さんとの良好な人間関係を築きたいのであるが，そのための第一歩を適切に導いてくれるのである．

今回，池田先生よりこのような機会をいただいて歯周病矯正についてまとめるお手伝いができたのは，誠に光栄なことである．本書のタイトルを「バイオロジカルMTM」とする提案を受け，すぐに賛同した．なぜなら，本書でのMTMは，矯正治療の手技に重きを置くテクニカルなMTMを目指していない．本書で用いた装置の構造はシンプルである．その代わりに，矯正力の大きさ・方向をコントロールして，歯槽骨吸収を認める歯周病歯に対して，適切な矯正力を発揮することにこだわった．「バイオロジカルMTM」は「徹底した衛生管理のもとで行われる歯周組織の保護と回復に重きを置いたMTM」といえるであろう．本書を読んでいただける先生方の参考となるよう，症例を率直にわかりやすく解説することを心がけてまとめたことを申し添えたい．

最後に，大学を卒業してから12年間お世話になった町屋仁躬先生にお礼申し上げるとともに，普段からご指導・ご支援をいただいている優秀な一般歯科・口腔外科の先生方，診療を支えてくれる心優しい当院スタッフ，そして愛する家族に感謝の意を表したいと思います．

2016年夏　大出　博司

参考文献

【池田雅彦】

1）池田雅彦, 菅原哲夫, 岡村 謙：ブラキシズムの治療—特に自己暗示療法について（上）（中）（下）. 日本歯科評論, 62(6)：113-121, 62(7)：135-142, 62(8)：147-157, 2002.
2）池田雅彦, 佐藤昌美, 鴫原康子：成功する歯周治療 歯科衛生士 なにする？どうする？. 医歯薬出版, 東京, 2003.
3）池田雅彦：咬合・咀嚼は歯周病にどのような影響を与えるのか. 歯周病と全身の健康を考える（財団法人ライオン歯科衛生研究所 編）, 144-153, 医歯薬出版, 2004.
4）池田雅彦：治りやすい歯周病と治りにくい歯周病—診断・治療・経過. ヒョーロン・パブリッシャーズ, 東京, 2011.
5）池田雅彦：月刊／池田雅彦. デンタルダイヤモンド, 東京, 2015.
6）池田雅彦："力"のマネージング. 医歯薬出版, 東京, 2015.
7）池田雅彦, 池田和代, 佐藤昌美：非外科的歯周治療—長期症例をもとに単根歯・根分岐部病変・歯肉退縮への適応と効果を考える. 日歯周誌, 56(1)：57-64, 2014.

【大出博司】

第2章

1）Geiger A, Hirschfeld L：一般臨床における Minor Tooth Movement（石川 純 監訳, 加藤 熙 訳）. 第1版, 82-92, 医歯薬出版, 東京, 1977.
2）Southard TE, Behrents RG, Tolley EA：The anterior component of occlusal force. Part 1. Measurement and distribution, Am J Orthod Dentfacial Orthop, 96：493-500, 1989.
3）Southard TE, Behrents RG, Tolley EA：The anterior component of occlusal force. Part 2. Relationship with dental malalignment, Am J Orthod Dentfacial Orthop, 97：41-44, 1990.
4）Dawson PE：オクルージョンの臨床 その理論, 診断, 治療（下総高次, 丸山剛郎, 中村公雄, 宮本 昇 訳）, 第1版, 54-80, 医歯薬出版, 東京, 1977.
5）Towfighi PP, Brunsvold MA, Storey AT, Arnold RM, Willman DE, McMahan CA：Pathologic migration of anterior teeth in patients with moderate to severe periodontitis. J Periodontol, 68：967-972, 1997.
6）Martinez-Canut P, Carrasque A, Magan R, Lorca A：A study on factors associated with pathologic tooth migration. J Clin Periodontol, 24：292-497, 1997.
7）Brunsvold MA：Pathologic tooth migration. J Periodontol, 76：859-866, 2005.
8）大出博司, 町屋仁躬：歯周疾患を伴う成人前歯部空隙症例について. 第52回日本矯正歯科学会大会抄録集, 87, 1993.

第4章

1）Melsen B, Agerbaek N, Eriksen J, Terp S：New attachment through periodontal treatment and orhodontic intrusion. Am J Orthod, 94：104-116, 1988.
2）大出博司, 町屋仁躬, 池田雅彦：弱い圧下力が歯周病罹患歯の支持歯槽骨に及ぼす影響. 第41回日本歯周病学会春季学術大会抄録集, 87, 1998.
3）Graber TM：グレーバー歯科矯正学（下）（中後忠男, 青葉TJ, 松本公生, 吉田建美, 浅井保彦 訳）. 551-553, 医歯薬出版, 東京, 1976.
4）Proffit WR：プロフィトの現代歯科矯正学（作田 守 監修, 高田健治 訳）. 234-236, クインテッセンス出版, 東京, 1989.

第6章

1）Graber TM, Neumann BN：可撤式矯正装置の臨床（中後忠男, 青葉TJ, 松本公生, 出口敏雄, 吉田建美, 浅井保彦 訳）, 1-39, 医歯薬出版, 東京, 1984.
2）町屋仁躬：可撤式矯正装置の特徴と製作法. 歯界展望別冊／一般臨床家が行う成人の歯科矯正治療, 113-135, 医歯薬出版, 東京, 1980.
3）町屋仁躬：II. 矯正治療 8. 歯の動かし方の原則. 歯周治療における咬合・矯正・補綴治療（加藤 熙 編）, 93-101, 医歯薬出版, 東京, 1988.

第7章

1）金森敏和：顎関節X線写真の規格化に関する研究—第1報 単純撮影法について. 補綴誌, 25：80-97, 1981.
2）大出博司, 町屋仁躬：顎関節経頭蓋X線規格写真を用いた前歯反対咬合者の機能分析. 日矯歯誌, 55：397-403, 1996.

索引

【欧文】

anterior component of forrce　27
IPシステム　68
　　──の進め方　70
MTM治療のモチベーション　71
Pathological Tooth Migration　24
PTM　24，29

【あ】

圧下　14，16，60，63，93，93
アップライトスプリング　61，82，185，190
アンチエイジング　58，64
池田式SB評価法　40，43
イニシャルプレパレーション（IP）　36
エイジング　24
エラスティック　76，78，93，100，111，116，130，141，151，159，167，194

【か】

外傷性咬合　28
回転モーメント　61
下顎前歯叢生　26，144，148
顎関節規格エックス線写真　65，160
顎機能異常　65
過度の咬合力　37
患者の考え方の180度の転換　71
機能分析　160
臼歯近心傾斜　28，172，176，182，190
矯正診断　65
クラスプ　77，84
傾斜移動　59，62
咬合性外傷　28，37
交叉咬合　28，200
口唇圧　25
口唇閉鎖　25
固定源　59，63

【さ】

作動部　78
歯間離開　24
ジグリングフォース　168
歯周基本治療　98
歯槽骨吸収　29
歯槽骨の改造　58
歯槽骨の再生　58
歯体移動　59，62
床　77，87
上下顎前歯フレアーアウト　115
上顎前歯の挺出　120，128
上顎前歯フレアーアウト　98，108
上顎フレアーアウト　90
床矯正装置　31，76，93，93，100，110，116，130，137，141，150，159，166，174，178，185，190，194
人工歯　78
新生骨　61
唇側傾斜　24，30
唇側誘導線　76，84
真鍮線フック　79，93，100，111，151，194
睡眠時ブラキシズム　37
スプリング　76，80
生体の治癒　6
正中離開　25，136，140
セクショナルブラケット　31，123，145，150
舌圧　25，25
舌側固定装置　93
前歯挺出　25
前歯反対咬合　28，156，164
前歯フレアーアウト　24
前方分力　27，145

【た】

"力"の評価とコントロール　35
挺出　30
トルク　59，61，63

【な】

治りにくい歯周病　37
治りやすい歯周病　37

【は】

バイオロジカルMTM　6
鋏状咬合　28，192
歯の移動様式　59
パワーチェーン　167，201
病的な歯の移動　24，29
プラークコントロール　35
　　──を行える環境の確立　35
プロービングデプスパターン　37
ブロックアウト　83
ホーレーのリテーナー　76
保定　66
補綴前矯正　28

【ま】

巻き込み式スプリング　141
慢性歯周炎　14

【や】

誘導線巻き込み式スプリング　81，137
ユニット型スプリング　82，159

【ら】

ライトフォース　6
離開　30
リンガルアーチ　31，100，110，116，123，200
リンガルボタン　151
レジンフック　93，111，117，166
レスト　77，84

【わ】

矮小歯　26，92，94，100

【著者略歴】

池田 雅彦（いけだ まさひこ）

1947年	兵庫県宝塚市に生まれる
1973年	北海道大学歯学部卒業
	北海道大学歯学部保存学第2講座 助手
1976年	札幌市中央区に開業
	北海道大学歯学部 非常勤講師
1978年	東日本学園大学歯学部 非常勤講師
1995年	日本歯周病学会 認定医 評議員
1997年	日本歯周病学会 指導医
1999年	新潟大学歯学部 非常勤講師
2000年	ハルビン医科大学 名誉教授（中国）
2002年	北海道大学歯学部 臨床教授
	日本臨床歯周病学会 理事
	日本歯周病学会 理事
2004年	日本臨床歯周病学会 指導医
2006年	日本臨床歯周病学会 副理事長
2010年	北海道大学歯学部 非常勤講師

＜所属学会＞
日本歯周病学会／日本臨床歯周病学会／日本補綴歯科学会／日本睡眠学会

＜著　書＞
治りやすい歯周病と治りにくい歯周病（ヒョーロン，2011）
月刊 池田雅彦（デンタルダイヤモンド社，2015）
"力"のマネージング（医歯薬出版，2015）

＜診療所＞
北海道札幌市中央区北1条西3丁目　札幌中央ビル9F
医療法人社団 池田歯科クリニック

大出 博司（おおいで ひろし）

1959年	青森県青森市に生まれる
1987年	北海道大学歯学部卒業
	町屋矯正歯科診療所（町屋仁躬院長）勤務
1999年	札幌市中央区に矯正歯科診療所を開設
2008年	北海道大学大学院卒業（歯学博士取得）
	診療所を「おおいで矯正歯科」に改名
2009年	日本矯正歯科学会 認定医
2010年	北海道矯正歯科学会 理事

＜所属学会＞
日本矯正歯科学会／日本口蓋裂学会

＜診療所＞
北海道札幌市中央区北1条西3丁目　札幌中央ビル7F
おおいで矯正歯科

バイオロジカル MTM
ライトフォースによる歯周病患者への矯正治療

2016年9月22日　第1版第1刷発行　　　　＜検印省略＞

著　者　池田雅彦／大出博司

発行者　髙津征男

発行所　株式会社ヒョーロン・パブリッシャーズ

〒101-0048　東京都千代田区神田司町2-8-3　第25中央ビル
TEL 03-3252-9261〜4　振替 00140-9-194974
URL：http://www.hyoron.co.jp　E-mail：edit@hyoron.co.jp

印刷・製本：教文堂

©IKEDA Masahiko, OHIDE Hiroshi, 2016 Printed in Japan
ISBN978-4-86432-033-7 C3047

落丁・乱丁本は書店または本社にてお取り替えいたします。

本書の複製権・公衆送信権（送信可能化権を含む）は，(株)ヒョーロン・パブリッシャーズが保有します．本書を無断で複製する行為（コピー，スキャン，デジタルデータ化など）は，著作権法上の限られた例外（私的使用のための複製）を除き禁じられています．また私的使用に該当する場合でも，請負業者等の第三者に依頼して上記の行為を行うことは違法となります．

JCOPY ＜(社)出版者著作権管理機構　委託出版物＞
本書を複製される場合は，そのつど事前に(社)出版者著作権管理機構（Tel 03-3513-6969，Fax 03-3513-6979，e-mail：info@jcopy.or.jp）の許諾を得てください．